失能老人照护学

主　编　孙乐栋　李颖奕　刘　娟

U0296319

科 学 出 版 社
北 京

内 容 简 介

本书是教育部人文社科一般项目的研究成果。以广州市为例,采用质性研究方法进行资料收集和分析,系统地梳理了"以居家为基础、社区为依托、机构为支撑"的养老服务体系的理论基础、实践效果、面临的问题,以及改进的策略或建议,客观地评价了三种失能老人的照护模式及效果。

该成果为政府相关部门制订合理的失能老人照护模式提供了科学依据,也可供老年医学从业人员、社会学工作人员、基层护理人员学习参考。

图书在版编目(CIP)数据

失能老人照护学/孙乐栋,李颖奕,刘娟主编.—北京:科学出版社,2018.9
ISBN 978-7-03-058695-7

Ⅰ.①失… Ⅱ.①孙… ②李… ③刘… Ⅲ.①老年人-护理学
Ⅳ.①R473.59

中国版本图书馆 CIP 数据核字(2018)第 200819 号

责任编辑:程晓红 / 责任校对:张怡君
责任印制:徐晓晨 / 封面设计:吴朝洪

版权所有,违者必究。未经本社许可,数字图书馆不得使用

科 学 出 版 社 出版

北京东黄城根北街 16 号
邮政编码:100717
http://www.sciencep.com

北京中科印刷有限公司 印刷

科学出版社发行 各地新华书店经销

*

2018 年 9 月第 一 版 开本:850×1168 1/32
2021 年 1 月第二次印刷 印张:5 3/8
字数:94 000

定价:38.00 元

(如有印装质量问题,我社负责调换)

编著者名单

主　编　孙乐栋　李颖奕　刘　娟

副主编　麦爱芬　梅奕洁　魏姗姗　林　琳

主　审　周再高

编　委　（以姓氏汉语拼音为序）

李　静（南方医科大学珠江医院）

李颖奕（华南农业大学公共管理学院）

林　琳（南方医科大学珠江医院）

刘　娟（佛山市高明区慢性病防治站）

麦爱芬（佛山市高明区慢性病防治站）

梅奕洁（南方医科大学珠江医院）

孙乐栋（南方医科大学珠江医院）

谭　锐（南方医科大学珠江医院）

唐妮娜（南方医科大学）

魏姗姗（南方医科大学珠江医院）

徐雅亚（南方医科大学珠江医院）

易　梅（南方医科大学珠江医院）

邹桂莲（佛山市高明区慢性病防治站）

前　言

　　近年来,老龄化问题在我国越来越严重。失能老人是指 60 岁及以上,因年迈虚弱、残疾或慢性疾病等因素导致部分或完全失去日常生活自理能力的老人。《中国老龄事业发展报告(2013)》显示,2012 年底我国失能老人为 3600 万,2013 年增加到 3750 万。预计到 2050 年我国失能老人将达到或超过 1 亿。失能老年人口数的激增和照护需求上升不但成为家庭成员的沉重负担,而且成为严峻的社会问题。在此情形下,我国初步构建了"以居家为基础、社区为依托、机构为支撑"的养老服务体系,并在实践的基础上取得一定的成效,但也存在较多问题,无法真正满足失能老人的照护需求,迫切需要总结养老服务体系的经验和教训,以做好失能老人的长期照护工作。但国内外失能老人照护学方面的教材和专著相当缺乏,严重影响了失能老人的照护效果和专业人才的培养。为了更好地服务于失能老人,提高照护质量,我们在教育部人文社科一般项目《失能老人及其家庭之照顾方式选择、照顾成效及相关社会服务政策研究》(编号:

10YJC840062)的资助下，在科学出版社的支持下，在调研结果基础上，结合国内外失能老人照护方面的文献编写了《失能老人照护学》。

本书在结构和内容上体现思想性、科学性、先进性和实用性，系统梳理了"以居家为基础、社区为依托、机构为支撑"的养老服务体系的理论基础、实践效果、面临的问题，以及改进的策略或建议，反映了当前失能老人照护学的研究成果和发展趋势。但由于专业发展和知识更新速度一日千里，加之时间紧迫，内容繁多，难免有不足之处，恳请各位同道和广大读者不吝赐教及大方指正，以期再版时补充和修正。

本书在编写过程中，有幸得到南方医科大学南方医院周再高教授的热情鼓励和指导，并在百忙之中审校了全部书稿，为本书增色不少。此外，全体编委的高度责任心、协作精神和精益求精的工作态度有力地保障了本书质量，衷心地向他们表示感谢！

本书适用于从事失能老人照护工作的机构、工作者及研究者使用，亦可供老年医学、老年护理、社会工作等专业教师教学时参考。

南方医科大学珠江医院　　孙乐栋

2018 年 5 月

目　录

第一章 绪 论

2000年,世界卫生组织确定60～74岁是年轻老年人,90岁以上为长寿老人,而75～89岁为老年人。根据中国国情的实际情况,中华老年医学会确定60岁为老年人划分标准,60～89岁为老年人,90岁以上为长寿老人。晚年是人类生活中的重要阶段,其中身体各器官的结构和功能出现退化,也出现一些生理和心理上的衰老。

一、世界人口老龄化现状

人口老龄化,是指人口结构的动态过程,即按某一标准年龄定义的老年人口的百分比。这是一个随着时间的推移而增加人口结构的动态过程,而不是老年人数量的增加或减少。人口老龄化是世界人口发展的普遍趋势。这是各国共同的现象,也是科学发展和经济进步的象征。各国和各地区的人口老龄化程度差异很大。发达国家60岁以上老年人口比例较高,但发展中国家老年人口的增长速度快。

按照现在每年增长9000万左右的速度,预计到

2050 年,世界老年人数量将会占世界总人口的 20%以上。值得关注的是世界人口老龄化同时具有以下特征:①人口老龄化区域分布不平衡,预计到 2050年,约有 16.1 亿老年人生活在发展中国家和地区,仅有 3.6 亿老年人生活在发达国家和地区;②高龄老年人增长速度快,目前 60 岁以上人口增速为 2.6%,而80 岁以上的增速达到了 3.8%,远超 60 岁以上人口;③女性在老年人口中占绝大多数。

二、中国人口老龄化现状

近年来,老龄化问题在我国越来越明显。按国际上约定俗成的标准,当 65 岁及以上的老年人口达到7%(如果按照 60 周岁计算则为 10%)及以上时,意味着这个国家/地区达到老龄化社会,也就是年老型人口。中国人口在 21 世纪初迈进年老型后,就目前的局势来看,这个现象还将要持续约半个世纪。

2000 年,我国进行了第五次人口普查,普查结果发现 60 岁以上的老人年达到了总人口的 10%(1.32亿),即我国进入老龄化社会。而第六次人口普查结果提示(2010 年),老年人的比例上升到 13.26%,其中 65 岁以上有 8.87%,均明显升高。许多专家都对中国的老年人口增长趋势做出了估算,一般认为,我国在 21 世纪初进入老龄化社会,并且在之后的数十年内老年人口和老年人中的高龄人口都会有大幅上升。据中国社会科学院"社会形势分析与预测"课题组(2005)的分析,在未来的一段时间里,我国人口老龄化仍将继续快速增长。35年前,我国老人/儿童比例为1∶6,而35年后,这个比例可能会变成1∶2。

1997年,邬沧萍等就总结了我国人口老龄化的特点:①规模大,速度快。按照现在的增长速度,我国2037年老年人将达到4亿之多,并可能在2051年达到顶峰并维持在稳定的水平。②老龄化增率在世界前列,就目前的资料来看,65岁以上老人比例从7%增长到14%,美国、英国等发达国家用了45年,而我国只用了27年。③经济水平相对落后。发达国家进入老龄化是在基本实现了现代化之后才开始的,而我国则相反。在此基础上,陈义平将中国人口老龄化的特点总结为"多""快""低""高",分别指老年人口绝对数量多、人口老化速度快、人口老龄化是在经济发展水平相对较低的情况下实现的、人口老化过程中有明显的高龄化趋势。穆光宗指出了我国老龄化的另一个特点,就是"少子老龄化",即独生子女情况下所出现的老龄化情况。我国自实行计划生育政策以来,人口出生率急剧下降,使得在未来30年的老龄化社会将面对照料风险大的基本国情。

我国的老龄化进程并非平均,部分地区更早进入老龄化,广东进入老龄化阶段即早于我国其他许多地区。据统计,广东在20世纪90年代末期已进入人口老龄化社会。按 65 岁及以上人口占总人口计,广东于 1998 年进入人口老龄化社会,并呈逐年严重的趋势。2005 年进行的抽样调查显示:广东省 65 岁以上的老年人占总人口的 7.41%,预计 2050 年将达到20% 左右。此外,广东老年人口同样存在高龄化趋势。广东省省会广州市老龄化及高龄化现象更为明显,在常住户籍人口中,65 岁及以上者占 9.8%,其中80 岁及以上的高龄人口占 19.4%(14.67 万)。

三、失能老人的现状

失能老人的定义并不是一成不变的,它经历了从医学模式到社会模式的发展。由于经济政治因素的影响,我国目前仍处于医学模式。2010 年,我国老年人口情况调查分析将自理能力分为两个等级:完全不能自理和自理困难。到了第六次人口普查,将老年人的健康情况按照从重到轻分为不能自理、不健康但生活可以自理、基本健康、健康。总之,失能状况可以分为轻度失能(上下床、上下楼梯、吃饭、上厕所、穿衣、室内走动等日常活动不费力,但洗衣、使用电话、做饭、扫地、洗澡、日常购物等家务有困难或做不了),中度失能(则指日常活动中有 3 项或以上困难),完全失能(则表示所有的 12 项都做不了)。

不可置否,老年人的身体渐趋衰弱是客观事实。1997 年一项对北京市郊区及山区数千位老人的调查表明,有轻度生活依赖者占 19.11%,中重度依赖者占 6.13%,总依赖率为 25.24%,提示老人中相当一部分存在失能现象。相关数据表明,我国 60 岁以上的老人已经超 2 亿,其中失能老人已达 3700 多万。进一步研究发现增龄是老年人功能衰退的第一位影响因素。"中国高龄老人健康长寿跟踪调查"数据显示,随着年龄的增加,残障发生率明显增加。例如,在各种社会经济政治等协变量相同或相似的情况下,男性中 90 岁以上和 100 岁以上的老人发生残障的概率是 80 岁以上老人的 1.6 倍和 2.1 倍;而女性的这种概率更高。此外,独居、受教育程度、经济自立、婚姻等不会对老人的自理能力有显著的影响。可见老年人尤其是高龄老人,存在较大的照料需求。

国外学者很早就关注失能老人的日常护理和照护资源分配等问题。中国学者的关注点主要在以下几个问题:①失能老人的城乡差异。1992~2002 年间中国失能老人占比下降 20%,城镇明显高于农村。②失能老人和家庭养老之间的联系。失能老人,即一定程度的残障老人,不仅会对本身寿命产生影响,降低生存时间,更会对本人所在家庭产生一定程度的影响。密切了家庭养老与社会支持之间的联系,更强烈地推进了以家庭养老为中心的社会支持体系。③失能老人的照护方式。在我国,由于传统文化的影响,失能老人一般以家庭养老为主,即失能老人由其子女、亲属或身体健康的老伴进行照护。这种方式比社会照护更好,也更有利于躯体功能的恢复。这种情况在农村,特别是子女众多的情况下更为普遍,他们一般普遍采取轮流赡养。

四、照护方式

老年照护是指为老年人提供、旨在帮助他们维持日常生活正常进行的卫生、个人照料和社会服务。照护方式按照不同的标准可以分为以下几个方面:①按组织形式可分为正式照护、非正式照护,前者主要由家庭、朋友和邻居组成,后者主要由政府和非政府机构组成。②按照护资源的来源(如生活照料、医疗护理、经济或物质供养等)可分为家庭照护、社会照护。③按照护场所的不同分为居家照护、机构照护和社区照护。

第二章　基于生态理论的失能老人长期照护基础理论

2002 年 Michael Ungar 介绍了生态理论与社会工作专业结缘的过程："生态（ecology）"一词最先由 Ernst Haeckel 在 1868 年使用，指生物体在自然世界中的互相依赖。在一般的使用中，生态意味着"对生物体的生活条件包括生物体彼此之间及其与有机的和无机的环境之间跨学科的科学研究"。生态理论以系统理论为基础，并影响多个学科的发展。生态科学与像社会工作这样的专业之间产生了很好的契合，后者促进个人及其环境之间健康的和互相依赖的交流。最早的社会工作实务生态模型挑战了在 20 世纪初期和中期风行的个体社会工作（casework）的趋向。如 Carol Meyer 所说："从满足个人的社会工作（casework）转向社会工作（social work）的运动不仅仅是字面上的；它意味着最终在社会工作实务的方向中由家庭、群体、社区和组织的方式来干预，这些新的方式将用于干预案主的环境。"

生态视角以系统理论为基础，而后者鼓励社会工作者超越个体案主而去看到他们的社会系统,并且提倡从医疗模式转向一个更趋向于社会性的模式,从强调看个体转向强调看个体的社会系统。社会工作由此而取得了发展,从感兴趣于心灵内部的现象转为感兴趣于系统之间的现象,从医疗模式转向人在情境中的概念,从直接的个体服务转向直接和间接服务的联合。这一变革于1960年后开始发生。生态学这一论点协助研究者采用整体观点,研究有机个体与环境之间的关系;该理论将个体视为中心点,再从生态社会的角度,检视所处的环境;人与社会系统为了维持生存和发展,必须经常与周围环境互动,此过程中从个人到大环境都受到互动关系的影响而发生改变,个体与环境之间彼此依赖,需要良好的适应才能互利。根据加罗尔·杰曼的观点,"生态学是一门研究有机体与环境关系的科学"。对生态学来说,以整体视角来看待人类是至关重要的。生态视角是一个比喻说法,这个比喻提供了一种对人及其所处环境之间的交互作用的理解。这一理论帮助人们了解个体与环境之间的关系,并提醒工作者在案主之外,也要注意周围环境与资源的配合。生态理论的基本主张:社会工作实践的基础是二元论。该论点包括人与情境,以及系统与其所处环境;社会工作实践发生在人类系统与环境之间的交界面上;交互作用发生在系统与环境的交界面上;在交互关系中,两个系统都受到变化力量的影响;当交互作用促进有机体的生长与发展并同时改善环境,从而为所有依赖环境提供养料的系统提供更好的生存空间,社会工作实践的开展是最为成功的。

布里默和布朗芬布雷纳提出了可被社会工作者加以运用的系统的四个类别或层次:微观系统、中观系统、外观系统和宏观系统。微观系统(microsystem)指的是任何参与者在其中进行面对面接触或者直接接触的系统。微观系统就个人而言,则指其生活的家庭。这种划分是为了社会工作者对这些系统中发生的行为归类,但是这种类型的分析不应忽略首要微观系统与其他关键微观系统之间的关系。如果能够理解多元微观系统是如何相互联系起来的,就能更好地认识特定微观系统中的行为。

中观系统(mesosystem)是理论家用以在中观水平上进行分析的系统类别。它指的是我们生活于其中的个人关系网络,如所在的社区邻里等。我们的各个案主都生活在相似但不相同的中观系统中。在研究特定的微观系统时,了解影响该系统的个人关系网络是至关重要的。

人们组成了许多各不相同的微观系统。人们遇到的任何微观系统问题都会影响他们在其他场合的行为。例如,对于青少年来说,同辈群体中的事件会影响学校或家庭环境中的冲突程度。在分析任何已知的微观系统问题时,必须考虑中观系统的特征。

在布朗芬布雷纳框架中,外观系统(exosystem)指的是影响个人系统的更大的社会制度。它包括政府机构之类的社会设置,我们虽然不直接参与政府机构中的工作,但是它们对我们的生活产生了深远的影响。外观系统被认为是任何一个个体并不直接参与的系统。例如,父母的工作环境会对孩子的生活产生各种影响,而孩子并没有直接参与到父母的工作环境中去。外观系统层次的分析通过考察重大社会制度的影响,强调把案主更为广阔的社会环境考虑进去的必要性。

最后,宏观系统(macrosystem)指的是微观系统、中观系统和外观系统所处的更大的文化环境和亚文化环境,包括所在的社会文化、价值观、社会结构、政治与经济系统、相关社会政策与法令等。该系统对社会活动的影响是最为普遍的。文化(culture)被定义为一个意义和价值系统,这些意义和价值为某一种群所共享并且被传给后代。文化包括某一种群在其发展历史中创造出来的所有关键性人造物——所有物质的及非物质的(符号性的)产品。物质文化和符号文化影响我们行为的所有层面,在社会工作中,大多数框架所采用的社会系统分析法都非常关注物质文化和符号文化的方方面面。

在探讨老年人社区照护网络时,曾竹宁构造了社区老年人的照护服务生态区位环境图,内核为老人本身,中心的微观体系是老人的家庭,居间体系包括亲属、朋友、邻里、社区,外面一层的体系涵括社会服务体系,医疗保健体系,宗教文化体系,提供娱乐、交通、居住、教育、司法安全等的服务系统,最外环的宏观体系泛指老人所处社会的文化、政治、经济及意识形态等。

失能老人长期照护生态环境图(图 1-1)系曾竹宁在进行失能老人社区照护服务网络建构研究时对Allen-Mears 等的生态系统图修改而来,本研究将以此图为参考,但并不认为所有老人都处于统一的生态环境中,而是认为有多种可能。

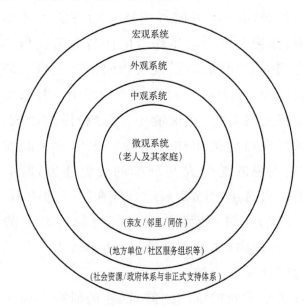

图 1-1　失能老人长期照护生态环境图

在生态思维出现之前,社会工作专业领域中存在许多关于环境的简单看法。Ashford,LeCroy&Lortie 介绍了格林内尔及其同事对早期环境概念的分类:①社会结构(例如,社会阶层系统、人种);②社会状态(例如,失业、歧视);③社会系统(例如,经济、健康和教育网络);④特定的邻里和社区资源(如学校、教堂、日常照料中心、工作培训课程)。他们还提出在社会工作中用生态系统思维的优势,即尽管在把环境加以分门别类时,社会工作还运用了许多其他的视角和分类方法,然而,和其他方法不同的是,生态系统思维提高了社会工作者用一种可以进行矫正的方法去考察环境的能力;该视角把社会工作者的注意力重新指向人与环境之间的互动,而不是仅仅指向个人变量或环境变量。曾华源、黄俐婷等对心理暨社会派、生态系统观及增强权能观对“人在情境中”的诠释做出比较,指出生态系统观点的提出体现了社会工作专业的发展和进步,它重视的是个人与环境的交流能力,即看重的是认清个人有主动改变来配合外在需求的能力,甚于改变环境的力量;特别是在不可控制与改变的环境下,所以其倾向是“山不转路转,路不转人转”,是人能主动适应外在环境的论点。

就老年人照护议题来看,以往的研究多集中于社会支持及社会网络的视角,这种视角可以描绘出老年人的照护资源的存量和照护资源对老年人的支持方式,可以体现老年人的社会结构和社区资源的影响,但是过多地侧重于老年人的环境,而缺乏对老年人本身能动性,以及老年人个体与环境之互动的考察。相比较而言,采用生态系统的视角来考察老年人照护,可以凸显老年人在环境中的主动性,全面地检视多个系统中对照护使用产生影响的多种因素。从这个角度来探索应对方式和强调老年人的主观能动性,也更符合社会工作专业"自助助人"的宗旨。

第三章　失能老人照护需求

一、失能老人的照护

失能老人是指 60 岁及以上,因年迈虚弱、残疾或慢性疾病等因素导致部分或完全失去日常生活自理能力的老人。《中国老龄事业发展报告(2013)》显示2012 年底我国失能老人为 3600 万,2013 年则增加到了 3750 万。预计到 2050 年我国失能老人将达到或超过 1 亿。失能老年人口数的激增和照护需求上升不但成为家庭成员的沉重负担,而且成为严峻的社会问题。在此情形下,我国政府明确提出要建立"以居家为基础、社区为依托、机构为支撑"的养老服务体系。

长期照护(long-term care,LTC),到今天为止,国际上对其仍没有一个统一的定义,但各国政府与学者都曾对长期照护做出不同的定义。如美国学者Brody 等认为长期照护是为罹患某些慢性病或心理疾病,导致身心障碍而住进各类长期照护机构的人,提供诊断、治疗、复建、预防、支持与维护等一系列服务,以使受照护者达到最佳的身体、心理、社会功能状态。中国台湾的学者则多认为长期照护包含健康医疗和社会服务两个方面。长期照护的服务对象是失去某些日常生活活动能力的老人,通过各种照护形式给他们提供一系列的健康医疗、个人及社会性照护。中国台湾陈晶莹认为长期照护主要是对失能失智人群所提供的不同程度的照护措施,如健康照护、个人照护、社会服务等,通过评估被照护者的自我照顾能力,保证其自尊自主及独立性,让其享受品质生活。

长期照护发源于西方老年社会,且在社会老龄化的不断发展中得到了西方老年社会的广泛认同。我国老人长期照护起步较晚,但在人口老龄化、高龄化发展的大背景下,越来越多的专家学者开始关注失能老人的长期照护问题。如清华大学老年学研究中心裴晓梅教授认为,长期照护应是针对患有慢性疾病或身有残疾的人,所提供从饮食起居的生活照料到急诊康复治疗的一系列长期而正规的照护服务。其认为长期照护应当具有正规和专业性、长期性、持续性、综合性(即包含医疗护理和生活照料)等特点。

除此之外,不少官方组织也对长期照护有过定义。如世界卫生组织认为长期照护是由非正式提供者(如家人、朋友、邻居等)或专业人员(卫生、社会和其他)开展的系统活动,以确保缺乏完全自理能力的人能根据个人的优先选择保持其最高可能的生活质量,并享有最大可能的独立、自主、参与、个人充实和人类尊严。美国健康保险协会则将长期照护定义为持续在一段时间内为患有某些慢性疾病而致日常生活活动功能受损者提供医疗照护、居家服务、社会服务和其他支持型服务在内的照护服务。照护包含家庭、朋友或邻居所提供的非正式照护服务和(或)受过专业训练的照护人员提供的正式照护服务。德国在《长期护理保险法》中就特别指出,由伤病或残障事故致日常生活中需要接受持续 6 个月或更长时间的被照护者,均需要长期照护服务。

上述定义提示长期照护的服务形式主要有居家照护、社区照护和机构照护等三种。长期照护的服务对象包括老年人、年轻的失能者或精神病人,但以老人为主。此外,在服务内容上,长期照护应根据照护的人群不同提供差异性的服务内容。既有针对重度失能老人的医疗照护,还应有针对轻度失能老人的日常生活照护服务,如送餐、洗澡等。综上所述,我们认为长期照护就是对因年老、疾病、残疾等多种原因失去自我照护能力的人提供的一种长期的综合性照护服务。

1972 年 Bradshaw 指出,需求可以分为规范性需求、感觉性需求、表达性需求、比较性需求等四种形式。其中规范性需求是指专家认为必须提供的照顾,感觉性需求则是描述人们所想要的或认为他们对自己或家人所需的需求。感觉的需求转变成行动,即透过行动表达出来的需要称为表达性需求。比较性需求是指人们在此处获得的服务与在其他地方所获得的服务的需求评估的对照。需求评估应全面而广泛,在对需要照护的失能老人进行需求评估的时候应当关注上述四个方面的需求。

在人口老龄化、高龄化发展的大背景下,失能老人的照护问题越来越严峻。与此同时,社会对失能老人的研究也越来越多。很多国内外专家、学者都对失能老人的需求进行了研究并取得了一定的成果。但必须看到的是这些成果更多的是共性需求,也就是属于规范性需求,无法真实反映失能老人的照护需求。我们在接触失能老人的过程中,发现其需求远远多于专家的研究结果。再比如,失能老人的情绪波动、消极心理、焦虑等虽可在照护者面前展现,但更多的是内化在他们的行为中。所以我们在为失能老人提出照护服务时除了关注老人表达的各种需求外,还要用心去体会、感受内心的、不愿意表达出来的需求,同时善于分析各种不同层次、不同地点的服务对象的需求差异。

我国目前长期照护主要有三种形式:①家庭照护,其是指老年人居住在家中,由配偶、子女等家庭成员提供照护;②社区照护,是指老年人居住在家庭,社区福利中心或组织机构上门为老人提供照护服务；③机构照护，是指老年人居住在养老院等福利机构，由专业人员提供照护服务。到目前为止，我国老人长期照护体系尚未完全健全，老人特别是失能老人的长期照护仍以传统的家庭照护为主，最主要的照护者是配偶和子女。

我国长期以来遵从儒家思想，"孝道"文化和"养儿防老"的观念一直延续至今并影响着老人。与此同时，子女作为义务主体，照顾年迈、患病的父母也已经有上千年的历史，其在中国的法律体系中也占据了相当重要的地位，我国法律明确规定了子女对父母的赡养义务。如《中华人民共和国老年人权益保障法》明确规定，老年人养老主要依靠家庭，家庭成员应当关心和照料老人，赡养人应当对老年人经济上供养、生活上照料和精神上慰藉，照顾老年人的特殊需要。该法第十四条特别提出，赡养人是指老年人的子女以及其他依法负有赡养义务的人。另外，第十九条规定：赡养人不得以放弃继承权或者其他理由，拒绝履行赡养义务；赡养人不履行赡养义务，老年人有要求赡养人付给赡养费的权利；赡养人不得要求老年人承担力不能及的劳动。《中华人民共和国婚姻法》也规定，子女不履行赡养义务时，无劳动能力的或生活困难的父母，有要求子女付给赡养费的权利。

因此，子女供养式的家庭照护这一中国传统的养老模式仍是老人长期照护的主要来源。其多表现为共居式养老,即父母与子女居住在一起,子女履行赡养和照料年迈父母的责任。

2008年《关于全面推进居家养老服务工作的意见》颁布以来,全国各地都掀起了建设社区老年家庭照料服务中心的热潮。2011年,民政部老龄事业"十二五"规划又提出了要建立以居家为基础、社区为依托、机构为支撑的养老服务体系,实现居家养老和社区养老网络基本健全的主要发展目标。目前,我国正在大力发展失能老人居家养老服务,各地都陆续进行了不同形式的居家养老服务的实践探索。如杭州市政府针对失能老人构建了居家养老服务站,向社会组织和机构购买服务,到老人家中提供服务。杭州市西湖区则以失能老人照护制度为依托,不断完善配套措施,各区镇村均建立了养老服务机构并配备了专业的养老照护服务人员,明显提高了失能老人的照护水平。广州、北京、天津等城市也在社区建立了居家养老服务中心,不仅给老年人提供日托、就餐等日常服务,还为行动不便或具有特殊需求的失能老人提供上门生活照护、康复护理等服务。

我们的调查发现日常生活照护方面,不同失能程度的老人需求差异很大。一般来说失能程度越重,日常生活照护需求则越高。在健康管理方面,失能时间越久、患慢性病种越多的老人对健康管理需求越高。

提示失能老人健康管理方面更需要专业的护理服务和专业治疗。我们的研究发现有配偶的失能老人较无配偶者对健康管理的需求更为强烈,说明他们比较注重生命质量,希望通过健康保健来提高生活质量,来减少配偶的牵挂。另外,女性较男性对健康管理需求弱,这可能与中国传统女性性格比较坚韧有关。

在心理慰藉方面,不同婚姻状况、不同子女数的失能老人对心理慰藉需求不同。对广州市失能老人的调查中发现有配偶的失能老人较无配偶者对心理慰藉的需求更为强烈,更希望养老机构安排家人陪伴自己。相反,子女数越多的失能老人,这一需求相对较弱。子女经常探望有助于舒缓失能老人情绪,排解内心的孤独。

在家庭结构小型化、空巢化加剧,以及高龄失能老人大幅增加的状况下,机构养老将是未来高龄失能老人养老的首要选择。

对广州市失能老人的调查发现,失能老人对于照护模式的选择受到多方面因素的影响。总体来说,主要影响因素有年龄、患病情况、失能程度、配偶状况、子女数量、文化程度等。年龄越大、患病越多、失能情况越严重的老人越愿意选择机构照护模式。另外,配偶情况与子女数量也是照护模式选择的重要影响因素。失能老人丧失全部或部分的自我照护能力,难以完成基本的生活自理。子女少、无子女或配偶的失能老人家庭功能减弱或缺失,家庭照护已无法或难以满足其基本的生活需求,更愿意选择照护机构来寻求基本的生活照护。

此外,文化程度与机构照护模式的选择也存在一定的关系。我们的研究表明文化程度越高,对独立与自由、医疗健康水平有着更多的需求,同时又有一定的经济实力,完全有能力承担照护机构费用的老人,倾向选择医疗护理设施相对较好的照护机构。

医养结合模式可能是解决老龄化问题、医疗问题的重要举措。我们的研究和国内大量研究均证实了失能老人受生理、心理、社会关系、环境的影响比较显著,而且在经济状况、学历、婚姻状况、子女工作情况等方面也有一定影响。有研究分析了医养结合模式与非医养结合模式下失能老人的生活质量状况,发现医养结合模式下失能老人生活质量状况有明显改善。

在国家养老服务体系尚不完善的背景下,失能老人的长期照护风险自然成了国家风险。结合我国老龄化的严峻形势及失能老人的庞大基数,我国刚刚起步的、仍处于探索阶段的长期照护政策难以化解当前面临的风险,必须科学界定政府、家庭、市场在长期照护体系中的职能。结合我们的研究和大量文献,我们认为政府应主要为城市的"三无"老人、农村"五保"老人中的失能老人提供长期照护保障,而不宜对全社会的失能老人的长期照护问题包揽一切。与此同时,政府在长期照护问题上的根本职责是:应重新认识家庭的价值,改变家庭被赋予大量保障与福利职责而又缺少政策支持的现状,大力弘扬孝道文化,通过相关支持政策,引导长期照护向家庭回归,让家庭发挥长期照护第一支柱作用。

二、我国长期照护需求面临的困境

(一)费用高昂导致机构照护有效需求不足

我国政府在推动长期照护服务方面,一直把机构建设作为重要着力点。特别是在 2009 年国家发展和改革委员会提出政府要开展大规模老年设施投资后,地方政府迅速响应。但值得关注的是,由于地方政府在养老服务体系中定位不清,本应"保基本、保困难、兜底线"的公办养老机构却只向一般老人开放,严重偏离了公办养老机构本应为困难群体"雪中送炭"的初衷,却成为富裕老人的"锦上添花"之作。由于公办养老机构收费低,照护特别是医疗照护水平高,出现了"一床难求"现象,也形成了新的社会不公平。与此同时,相关政策可操作性差,支持力度不够,致有效需求不足的民营老年服务机构经营困难。出现了长期照护需求巨大但养老机构大量闲置的奇怪现象。其根本原因是老年人或其家庭对于民营机构的照护服务购买力不强,有效需求不足。2016 年,我国退休职工养老金,企业平均每月不到 2500 元,机关事业单位不到 5000 元,去除日常开销所剩无几,而市场上护理型养老机构的价格一般是每月 3000～6000 元,疗养型的养老机构则高达每月 8000 元或以上。多数老年人的经济能力无法支持选择这些动辄千元的养老机构,只能"望院兴叹"。另外,失能老人照护费用也日益攀升,康复周期长且康复难度大,有不少失能老人在养老机构中照护一段时间后因经济原因再次回到自己或子女家中。我国老龄工作委员会办公室的数据显示,2015 年 51% 的民营养老机构处于盈亏平衡状态,40% 处于长年亏损状态。居高不下的空床率使得养老机构举步维艰,只有通过提高收费来维持运行,但高收费导致更高的空床率,形成恶性循环。这一难题即便在养老服务社会化程度很高的美国也无法化解。美国护理院的平均费用是 65 岁及以上老年人平均收入的 3 倍,为每月 6500 美元,导致美国虽然拥有世界最好的医疗卫生设施,却被称为"老年人的地狱"。

(二)照护保险难以解决机构照护所需费用

为了解决失能老人长期照护带来的经济压力,我国试点开展长期照护保险。但无论是国外已经开展照顾保险国家的经验,还是我国当前的保险环境,都提示必须理性看待照护保险在化解长期照护风险方面的作用,不能给予过多期待。我国"十三五"规划纲要提出"探索建立长期护理保险制度,开展长期护理保险试点"。但当前世界经济复苏乏力、我国经济增长放缓,经济面临下行压力,各项政策需要与企业减负、"降成本"等供给侧结构性改革的原则要求相一致。比如,2015年国家已经将失业保险、生育保险和工伤保险费率下调。2016年政府再次提出阶段性地、适当地下调"五险一金"的缴存比例。目前全国已有近10个省市地区下调企业社会保险缴费比例。在此大环境下,若大范围新建长期照护保险项目,必然与供给侧结构性改革的"降成本"要求相左。更何况,新建的长期照护保险的保障功能如何,是否会像德国、日本等陷入基金泥潭或像美国一样无人问津,都是未知数。因此,长期照护保险在一段时期内难以解决机构养老所需的大量资金,只能将其作为筹集长期资金的辅助途径之一。

(三)机构照护质量堪忧影响选择意愿

1997年以来,政府先后颁布了六项规范养老机构服务质量的文件,但由于护理员的工资待遇低、缺乏职业技能培训,养老机构的服务质量堪忧,难以吸引失能老人入住。我们的调查发现养老机构的护理员以40～50岁、缺乏长期照护经验的女性为主,且流动性较大。接受过长期照护专业培训的护理员不超过30%,取得老年护理员资格证书的更是低于30%。硬件方面,配有医疗室的养老机构不足60%,配有康复理疗室的不足20%,既没有理疗室也没有专业医生的养老机构高达 22%。更值得关注的是,部分养老机构甚至不能提供全面的最基本的日常生活照料,而虐待老人事件却经常发生。即便服务质量较好的机构,其提供的服务也多为基础护理与物质赡养,没有精神方面的交流,导致本来只是肢体失能的老人可能因孤独而自闭,甚至自残和伤害他人。

另外,我们的调查发现部分养老机构对失能老人存在明显服务歧视,不愿意接收失能老人。原来接收的能够自理的老年人,一旦失能,也有被驱赶出养老机构的可能。

综上所述,经济问题让老人不能入住照护机构,质量问题让老人不愿入住照护机构,致长期照护回归家庭是一种无奈而必然的选择。家庭内部的代际支持仍是我国老年人养老保障和生活照料的主要来源。家庭是我国养老服务体系的第一支柱,任何历史情况下都要重视家庭建设。

三、我国失能老人照护的现状

我国的养老政策规划,从模式上看,绝大部分老人需依赖家庭照护。人们已经认识到家庭养老是最主要的养老模式,而完全社会化养老是不科学的。无论哪个国家,在国家-家庭-个体三者关系中家庭都是至关重要的。国家需要借助家庭来稳定社会秩序,家庭和谐有利于社会稳定,家庭也可以分担个体的保障责任,减轻国家压力;个人则需要家庭作为规避风险的最终港湾。

家庭是人类生活最基本的载体,是社会的细胞。照护年迈老人,除了有法律规范,我国还有几千年的"孝"文化伦理作为居家养老的强大支撑。我国传统的居住模式是数代同堂,代际关系具有共居、共饮、共财的特征,被抚养成人的子女负有赡养父母的责任。我们的调查发现老年人观念里也认为与子女同住是子女孝顺的体现。大部分老人认为与子女同住可享天伦之乐,还可以照护子女的家庭以实现自我价值,获得存在感。与此同时老年人熟人文化根深蒂固,在熟悉的环境下生活既能降低照护成本,还可提高生活质量。

近年来,主流意识形态日益强调传统家庭价值观,积极推进"家风""家教""家训"建设,大力弘扬传统家庭美德、"家本位"观念,社会责任"家庭化"趋势日益明显。其背后的逻辑就是:家庭才是理性选择、风险共担的单位。也就是为了平衡曾经失衡的个人、家庭、国家三者的关系,要求家庭承担更多的责任和压力。

我们认为,政府政策的长期照护"家庭化"导向必然会在全社会形成一种共识,即完整的社会政策必须是包含家庭责任的社会政策。否则,人们难以获得完整的福利,社会也将背负沉重的负担。而且,长期照护"家庭化"的政策导向也会通过政策支持以提升提供长期照护服务的能力。

科学的社会政策离不开家庭责任的制订安排。因此,如何通过制度设计,让家庭成员或近亲属积极主动、心情愉悦地提供照护,需要政策设计者细化制度顶层设计,细化补贴对象的确认、补贴标准、失能评估机制、服务提供和监督方面的工作规范等。因此,政府的责任边界,一是兜底没有家庭依靠的老年人的长期照护服务,而非大包大揽整个社会的长期照护服务;二是通过家庭能力建设,以及可持续发展的支持政策,提高家庭成员提供长期照护的积极性。

关注社会分工变化,化解其对家庭照护的不利影响。经济与医疗技术的发展,在延长人类寿命的同时导致失能老人大量增加,照护需求极大地增加了家庭成员,尤其是女性家庭成员的负担。因此,政策对象必须包括家庭尤其是照护提供者(主要是女性)。即使实现了照护资金的公共化,家庭成员依然是最佳的照护服务者。

照护服务"社会贡献化",解除照护人员后顾之忧。国家应将家庭的照护贡献转化为"社会贡献"的一部分。如果家庭成员参与长期照护而被迫放弃工作,其贡献必须被国家承认。国家不但要提供免税的现金补贴,还要保证其具有社会保险的权利,如领取失业金和赎回救助等其他社会保险和社会福利项目，以解除生活后顾之忧。这就要求政府在制订政策时放弃"工具主义"的家庭政策，也就是不要把政策局限于应急和查漏补贴的工具，而应该采用以家庭为单位的社会政策代替以个人为单位的社会政策。

制订照护服务休假制度，体现人文关怀。照护失能老人必然影响家庭成员的工作，政府有责任通过制度来支持个体。承担家庭责任，减少个体因承担家庭责任而遭受的损失。也有责任让雇主认识到，让员工兼顾工作与家庭是企业应负担的社会责任，当然政府要对勇于承担社会责任的企业给予相应的政策支持。因此，对于既要工作以养家糊口，又要照护失能老人的在职职工，国家应制订照护休假制度，让子女有更多机会照护失能老人。既有利于弘扬我国传统文化，也有利于体现人文关怀。

构建补贴瞄准机制，合理补偿照护劳动。首先需要理清照护服务补贴制度的内涵和外延。照护服务补贴制度的本质是福利服务而不是救济，是补充服务而非基本生活保障。是对吃穿洗的生活照料和康复护理等方面的补贴，而非"饭"和"衣服"等方面的补贴。照护服务补贴政策有别于一般的社会救助，瞄准的第一目标是失能老人及需要照护的程度，即照护成本。根据照护成本，按照个人—家庭—社会的顺序，首先要找到陷入"照护贫困"的老人。因此，需要开发一整套对长期照护对象进行分类分级的技术标准和评估规范,对政策对象进行评估,而且这种评估是滚动式、连续式的。

综上所述,深度老龄化和大量失能老人的存在,给国家和家庭造成了巨大的经济和照护压力,需要政府积极地进行政策回应。目前,我国的照护保障以经济保障为主,缺乏精神保障,专业照护人员服务内容基本限于日常生活自理能力(ADL)和工具性日常生活处理能力(IADL)丧失的恢复、简单医疗护理等,缺乏情感交流。而依靠子女及其亲属提供长期照护是我国的优良传统,低成本、方便、高效,而且熟悉的生活环境、随时随地的亲情慰藉、温馨的家庭氛围和归属感,可以提升老年人的幸福感。

"久病床前无孝子",照护服务持续时间长且费心费力,会极大地影响照护者的身心健康与财务状况。尤其是进入后工业社会,在诸多因素的影响之下,家庭成员面临工作与照护老人的双重压力,规模庞大的失能老人使得我国的照护问题从过去的家庭责任逐渐演变成新的社会风险。因此,决策者应合理界定国家和家庭的照护责任,坚持需求导向,精准补贴,保障照护的公平性,避免资源配置错位而加剧老年人的照护贫困。同时,国家应当通过制度设计调动非正式照护者的积极性,包括设计资源基础上的照护休假制度,对于家有老人需要照护的职工增设探亲假,明确以家庭为整体的福利保障制度,以购房减税等政策鼓励子女与祖父母同住或就近居住以便照护,提高老年人的生活质量等。

失能老人长期照护源自老人部分或全部生活自理能力丧失,照护质量与效果在某种程度上是考量老龄化社会代际支持与福利供给能力的一项重要指标,也是家庭、社区、机构等多个利益相关者在这一问题上交叉、互动的一次整合过程。

在长期照护服务体系建设中,应该特别强调医疗护理和康复服务的相关服务内容。在医疗护理和康复服务方面,要求失能老人长期照护服务者必须积极参加职业培训,学习护理知识和急救知识以便为失能老人提供急救、给药、健康管理等基础医疗护理工作。同时积极探索多种医疗康复训练项目,为失能老人制订科学合理的康复治疗计划。在精神慰藉服务方面,失能老人长期照护者应具备老人的心理评估、动态监测能力,时刻关注失能老人的精神心理状态,开展有针对性的失能老人活动项目,注重加强与失能老人的有效沟通,增强失能老人的归属感和安全感。

目前长期照护服务资源条块分割、比较分散,而家庭、社区和机构在整合照护服务资源方面的能力不足,无法有效满足失能老人的长期照护服务需求。以社区为中心,依托机构资源,建立一种介于家庭照护和社会、机构照护之间新型的"居家—社会—机构"三位一体的服务模式，充分调动家属、专业人士、社区助老员、机构服务员、志愿者的照护热情，为失能老人提供从居家康复护理、日间照料到机构的"全景式"服务，实现最大程度的协同互补性。一方面，政府应建立专门的机构推动长期照护服务资源的整合，形成相互沟通相互帮助的长效机制；另一方面，应该颁布相关政策，如给予家属照护人员相应的服务补贴，鼓励亲情服务，引导亲属花更多时间照护失能老人。同时开展免费培训，向家庭成员普及照护失能、失智老人的知识与技能。

　　传统的以呼叫中心为核心的数字化服务模式是由养老机构结合自身能力建立起来的一支服务队伍，被动地根据失能老人呼入需求调度服务人员提供相应的服务。虽可在一定程度上满足失能老人的共性需要，但对满足基于偏好的失能老人主体性需求差距甚远。今后，可以构建信息化、智慧型的长期照护供给体系，通过引入物联网（IOT）概念，实现对失能老人全方位的管理。对实时采集汇总的数据进行挖掘和决策分析，并最终通过完整的信息化方案实现简单而智慧的服务。实际上，就是围绕失能老人群体的服务目标和个性化的服务需求，基于互联网的开放、灵活、共享式架构，随时随地针对性地了解、掌握失能老人的情况，为失能老人提供第一时间的健康护理、医疗救助或生活照料等服务,打造简单、及时、高效、优质的核心服务。失能老人可以对服务质量做出评价和反馈,帮助长期照护供给体系逐渐充实和完善。

第四章　失能老人照护意愿

一、照护意愿

(一)失能老人

失能老人是指年龄超过 60 岁,身体失去或部分失去自理能力的老年人口。失能老人的衡量标准是在六项日常活动(穿衣、洗澡、吃饭、上厕所、控制大小便、室内活动)中至少一项有困难且需要他人帮助的老年人,失能程度可由老人需要帮助的项数决定。失能老人按年龄来分,可分为低龄失能老人、中龄失能老人和高龄失能老人。按居住方式,老年人可分为独居失能老人和非独居失能老人,独居失能老人在老年群体中较为特殊,其照料意愿应得到特别尊重。按地域可分为农村失能老人和城市失能老人。我们最近的调查发现,城市居家养老服务发展速度较快,其发展水平整体优于农村地区。

人口老龄化问题在国内日益严重,失能老人数量亦呈明显上升态势。失能老人除了需要医疗服务,亦需要来自家庭、社会及政府提供的照护服务。这是由于老年人慢性疾病患病率较高,且在愈后其日常生活能力亦可能有不同程度的下降。因此,需要提供对该类老年人的长期照护服务,且已经证实专门的照护服务对老年人的生活质量有明显的提升作用。目前长期照护服务基本分为居家式照护、机构式照护两种形式。居家式照护是指家庭成员和朋友所提供的照护服务,一般无报酬;机构式照护是指由第三方机构提供照料服务,一般需要报酬。机构式照护的优点在于可全天候式的服务,但缺点在于缺乏亲情的成分,且照护成本逐步提高。我们的研究表明当老年人失能程度较高时,居家式照护的成本明显高于机构式照护。目前,独生子女的家庭占比逐步上升,且生活压力不断加大,居家式照护的成本越来越高,难以满足失能老人的照护需要,对机构式照护的需求随之增加。

(二)养老意愿的分类

福利经济学由英国经济学家霍布斯和庇古于 20 世纪 20 年代创立,其是研究社会经济福利的一种经济学理论体系,其最终目标是为了实现社会福利的最大化。此后,旧福利经济学逐渐被罗宾斯、帕累托、希克斯等经济学家质疑和否定,并创立了新福利经济学体系。旧福利经济学依据基数效用论,而新福利经济学主张序数效用论,他们认为效用是由人的主观心理决定的,新福利经济学更加强调消费者的主观偏好或

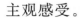

主观感受。

福利经济学经较为重要的分析工具为帕累托的"最优状态"概念。该最优状态是指在该状态下,任何改变都不能使任何一个人的境况变得更好的同时而不使别人的境况变坏。从新福利经济学的角度研究失能老人照料的经济行为,具有一定的研究意义。其不仅有利于我国机构养老服务的针对性建设,而且有利于政府更好地调整失能老人的养老福利政策和资金投向。新福利经济学提出以下命题:

第一,个人是他本人福利的最好判断者。就失能老人来说,在选择养老方式时,往往会根据自身的失能程度、年龄大小、收入情况、婚姻状况、居住条件等因素去选择一种效用较大的养老方式。我们的研究证实,丧偶、独居、自理程度较低、年龄较大、收入较高的老人通常倾向于选择机构养老。这是因为养老机构提供的专业化、人性化的服务较好地满足了失能老人最迫切的养老需求,而这种养老需求的满足恰巧弥补了当下我国失能老人照料福利体系建设不足的空缺。

第二,社会福利取决于组成社会的所有个人的福利。如果所有社会成员的个人福利都增加,那么整个社会福利也就增加。如果有一部分社会成员的个人福利受损,那么整个社会的福利状况也将受到影响。目前,我国专门保障失能老人的福利体系基本处于空白状态,家庭照护很少或基本上无法享受到社会资源的帮扶,长期照护失能老人对子女来说压力颇大,长期来看,必然影响我国经济社会的整体运行和社会福利状况。失能老人的福利损失从微观的角度看属于个体风险问题,而从宏观的角度看属于群体风险问题。因此,失能老人的福利工作必须引起重视。

第三,帕累托最优改进。中央政府和地方政府通过一系列优惠政策(如用地和水电气保障、机构建设、税费减免、人员培训等)促进了机构养老的发展,尤其是公办养老机构的发展更离不开政府强有力的支持,这些福利政策的实施保障了社会养老服务的有效供给和价格的可接受性,最终有效降低了养老机构的运营成本和家庭的养老开支。因此,机构照护作为对失能老人较优的养老模式,不仅满足了失能老人的养老需求,提升了他们的生活质量和个人福利,而且对失能家庭也是一种物质和精神的解脱,并最终有利于促进就业和经济社会的稳定和谐发展。

比较不同特征的老年人的机构养老意愿发现:中低龄、较高的教育水平、较高的家庭收入水平、有配偶、缺少他人照料、有参加公益活动等意愿的老年人更愿意入住养老机构。在非失能老年人中,无子女、居住设施完善,以及每周参加多次公益活动的老年人入住养老机构的意愿较高。失能老年人中,只有儿子的老年人、住房中设施不完善的老年人更愿意入住养老机构。另外,若老年人患有慢性病,亦更容易接受机构养老。社区有医疗服务的非失能老年人中选择机构养老的比例较高,而社区中无医疗服务的失能老年人更愿意入住养老机构。在有上门养老服务的社区中,机构养老更适合非失能老年人,而居家养老对失能老年人较为合适。

(三)养老意愿影响因素

1986 年 Bishop 等提出老人的独自居住倾向程度与其收入水平、自理水平密切相关,前者呈正相关,而后者呈负相关。Choi 等研究发现老人入住养老院的意愿、期限变量跟房屋所有权类型和住房类型(是否适合老年人居住及是否有社区等支持服务)密切相关,而包括所有权状态、结构设施的特点等的住房变量则影响甚微。

丁煜、叶文振等发现子女数量、是否享受退休待遇变量对于城区老人选择养老方式的影响较大。邓颖等发现性别、婚姻、躯体活动功能等变量对于老人养老服务的选择均有所影响。赵迎旭等通过福州的调研发现 65 岁及以上老人中女性对于非家庭养老方式的意愿较男性更为积极。另外,经济状况、就业状况和生活习惯等变量亦存在不同程度的影响。沈苏燕等通过在南京的调研发现文化程度、婚姻状况、是否参保等因素对于中青年农民的养老意愿影响较大。熊波等通过在武汉的调研发现性别、年龄、收入等个人及家庭的特征变量对农村居民的养老意愿选择具有较大影响,但文化程度及婚姻状况变量则影响有限。陈建兰对苏州空巢老人的调研后发现,户籍、与子女关系和住房面积变量均对空巢老人与子女共同居住的意愿水平有所影响。刘华等通过对江苏农村50岁及以上人口养老意愿的调研分析表明经济因素相对于个人和家庭因素对养老意愿的影响较大。焦亚波针对上海老年人养老意愿的研究发现,年龄、健康状况及居住方式对养老意愿影响较为显著。吴海盛对全国10个省80个村庄的1123位农民的养老选择进行实证研究表明,单身、受教育程度高、党员干部、村内自然村多等特征的农民更愿意选择机构化的养老模式,且年龄与农民选择正规化养老意愿呈"倒U形"关系。

二、失能老人养老意愿的成因分析

养老方式本身对养老照护意愿起到较大的影响。家庭作为一种稳定的生产组织形式,养老照护在家庭中具备了物质基础和人为资源基础,因此,家庭式照护成为传统最主要的养老照护形式。随着生产力的发展,劳动力水平不断提升,社会保障产生并成为国家意志。与此同时,人权理论的发展为机构养老奠定了文化基础。至此,养老照护提供者不再仅限于家庭成员。养老的内容包括经济支持、生活照护及精神慰藉。现代社会,老年人的收入来源除了自我积累与子孙供养,还有社会保障及商业保险。因此,老年人开始具备购买养老服务的物质基础。很多时候,老年人较差的身体状态决定了其需要生活照护,因而产生对照护场所及照护人员的选择。另一方面,独居状态、较高的人口流动水平以及忙碌的工作生活减少了子女陪伴父母的时间,老年人的精神赡养问题亦日益严重。在已有的关于养老方式选择的研究当中,从精神需求角度对老年人的养老意愿进行研究的并不多见。老年人的家庭关系与社会关系对其养老意愿的影响程度也有待研究。另外,老年人对于机构式照护的印象及态度亦对其养老照护意愿有所影响。

（一）农村失能老人养老意愿的成因分析

我们的研究发现农村老年人的机构养老意愿受到年龄、养儿防老观念、慢病患病数和获得情感支持等因素的共同影响。其中年龄小、收入高、不同意养儿防老观念、日常生活能力较好、慢病患病数较多的老年人对机构养老的意愿更强。子女或孙辈如果能够给予老人尽可能多的情感支持,则会降低老年人入住机构养老的意愿。我们认为这在一定程度上反映出我国农村养老观念的变化。在我国农村社会环境变迁下,年轻的老年人开始接受新的养老方式,特别是一些相对年轻的老年人的观念要更开放一些。同时,收入的增加也在一定程度上提高了老年人独立生活的能力,他们更希望在晚年生活中能放下负担,享受夕阳红。另外,人口的流动对养老观念的改变也比较明显,特别是在人口流动较大的农村,年轻人外出打工,老年人的支持减少,使得健康状况较差的老年人更希望寻求外部的帮助以及情感上的慰藉,这在一定程度上也可以说是农村老年人的无奈选择,因为大多数人仍更希望能够"养儿防老"。但是从另外一个角度看,这些机构养老意愿的影响因素,与我国的机构养老定位,特别与一些公办养老院的定位不相符,如农村福利院,这些机构主要接受的是五保户和孤寡老人或者生活特别困难的老人,但更希望入住养老机构的往往是一些条件相对较好的老人。其次,很多老年人对入住养老院的期望是看病更方便,但目前我国许多养老院,特别是农村地区的养老院,医养结合方面还很不完善,无法满足群众的需求。这在一定程度上将成为制约农村老年人选择机构养老的瓶颈。

(二)城市失能老人养老意愿的成因分析

通过对 126 例城市失能老人的深度访谈发现:①收入状况对于独居老人养老照护意愿的影响巨大。一般而言,收入越高越倾向于接受社会化服务的居家养老。②对非家庭养老照护形式的印象与独居老人养老照护意愿具有显著的正相关性。③身体状况亦对独居老人养老照护意愿产生影响。独居老人的日常生活活动能力越强,其选择家庭照护的居家养老可能性越大,反之选择社会化服务的居家养老和养老机构的概率越大。④孤独感是影响独居老人养老照护意愿的重要因素之一。一般来说,经常感到孤独者倾向于选择社会化服务的居家养老和养老机构。⑤与家人的关系与独居老人养老照护意愿存在显著的负相关性。

此外,男性更倾向于社会化服务的居家养老,女性选择家庭照护的居家养老意愿更为积极。户籍所在地为现居地的更倾向于社会化服务的居家养老,户籍在外地的更倾向于家庭照料的居家养老,这可能与社会关系、社会保障待遇差别有着较大关系。

从失能老人的家庭因素来看,无配偶的失能老人选择机构养老的发生比是有配偶的 6.2 倍,说明配偶在老年人的日常照料中发挥着重要作用。一旦失去配偶,生活中的依靠减少,选择机构养老的可能性就增加。从子女数量上看,与只有独生子女的失能老人相比,拥有较多子女的失能老人选择机构养老的发生比会明显下降,提示子女越多就越不愿意选择机构照护服务。这提示我们,当独生子女父母进入老年失能状态,特别是进入高龄失能时选择机构养老的比例会增多。另外,从失能老人目前的居住情况看,独居的失能老人选择机构养老的可能性是希望与家人同住的失能老人的 2.3 倍左右,说明随着社会的变迁和人们思想观念的变化,机构照护服务逐渐被大众所接受,并优先成为失能老人及其家人选择的对象。

从家庭因素的分析来看,目前选择机构养老的主要是无配偶、无子女或者少子女等家庭照护资源匮乏的失能老人,大部分失能老人出于传统观念等仍选择居家照护。随着失能老人数量的增长和失能后存活时间的延长必然加重家庭照护者的负担,甚至增加家庭的内部矛盾,影响失能老人与子女或者失能夫妻之间的感情。长此以往,必将影响失能老人的生存状态,加重整个家庭的物质和精神负担。目前由于我国社区养老服务还无法有效递送到居家照护的失能老人,使他们不能因社会福利的增加而增进个人福利,甚至还可能出现社会福利增长,个人福利相对下降的状况。如果数量较多的居家失能老人的生活质量不能提高甚至下降,也会影响到社会福利的增长。正如新福利经济学认为的那样"社会福利取决于组成社会的所有个人的福利",换句话说若部分人的福利受损则整个社会的福利都将受到影响。如此庞大的失能数量和失能家庭照护的困境无疑将会加重整个社会的运行负担,影响我国社会福利的整体状况。

从社会因素来看,政府是否提供老年津贴对失能老人机构养老意愿的选择起着显著的正相关性(发生比为 1.996),说明政府养老津贴对失能老人尤其是困难群体的重要性,以及促进机构养老发展的必要性。随着我国经济社会的快速发展和整个国家实力的增强,"让利于民"、"服务于民"的政策导向已经不再是昔日的纸上谈兵,而是实实在在给老百姓的利益,政府对老年人群的养老补贴就较好地例证了这一点。但值得关注的是,社区是否提供养老服务对失能老人养老模式的选择却没有显著影响,这主要是因为在我国社区养老发展缓慢,仅有的社区养老也多出现在城市社区,并且社区内的服务设施和服务质量对于失能老人照护程度有限。因此,失能老人选择机构养老服务既可以弥补家庭和社区照护服务供给的不足,还能够通过入住养老机构提高照护服务的质量,这在一定程度上改善了失能群体的福利状况。

三、基于成因分析的思考与建议

"失能"往往发生在人的个体生命的终端,老年人口是失能人口的主体。失能具有普遍性,几乎会发生在所有老年人口的生命终端,是人类个体生命周期无法绕过的阶段,建立失能老人长期照护服务体系,是填补这一阶段空白的必要选择。这一生命周期终端的制度安排,是包括年轻人在内的几乎所有人们的普遍愿望,建立失能老人社会保障和长期照护服务体系这张安全网是完全必要的,应该与医疗保险和养老保险制度共同构成个体生命周期中老年阶段的基本制度安排。

(一)农村养老意愿的思考与建议

1. **建立长期照护养老机构,切实满足失能老人服务需求** 自 20 世纪我国进入老龄人口社会以来,有关部门提出国内大力发展居家养老服务。这对于能够生活自理的老年人而言,除了符合老年人的意愿,也能够解决老年人的养老与服务问题,有现实意义。但这一主张也有局限性,不太符合失能老人的生存现状和实际需要,其可行性基本不具备。我国严格实行了几十年的计划生育政策,"421"家庭结构是普遍存在的状况,养老与服务的人力资源无法满足需要长期密切照护的失能老人。另外,我国家政服务人员培训才刚刚起步,难以满足数千万失能老人的需要,特别是难以满足失能老人特别需要的规范服务,而且服务成本也是大多数家庭难以承受的。再有,长期照护所需要的服务设施及其他方面的条件,家庭也难以具备。可以说,居家养老目前对于健康老年人的可行性较高,而无法满足失能老年人的需要。解决这一问题的根本出路,是对失能老人建立长期照护服务体系,一是对长期照护服务人员进行大力培训,规范服务标准,提高服务质量;二是加强对服务机构的监督管理,统筹规划服务事业发展;三是建立长期照护社会保险机制,切实保障失能老人的经济来源;四是鼓励社会力量大力兴办失能老人养老服务机构,提高养老服务规范化和专业化水平。既可以缓解失能老人家庭负担,又可带动更多年轻人就业,提高幸福指数,促进社会和谐。长期照护的服务对象是失能老年人,按照人类个体生命周期理论,人人都会老,失能涉及几乎所有社会成员及其家庭,失能忧患是人类个体共同的忧患。因而,构筑长期照护体系涉及人的尊严和生命的价值,是人类社会生活深层次需要,具有重要的战略意义。由此,国家应该从全局的高度,通过强化社会管理,提高公共服务水平,弘扬慈善与临终关怀文化,构筑覆盖全社会的失能老人长期照护服务体系,保证失能老人都能够有尊严地享受社会生活。历史将再次证明,长期照护体系是与养老保险体系、医疗保险体系同等重要的老人晚年生活的安全网。要根据老年服务分工需要、失能老人收入和支付能力决定养老方式,改变不问需要,只是安排收入高、支付能力强的接受机构服务,收入中等的接受社区服务,较为贫困的失能老人则只能居家养老的现状。很显然,这样的安排会使占中国老人人口 70%的中低收入的老人一旦失能,只好在严重缺乏长期照护资源的家庭中艰难度日,严重失去公平。由于我国家庭养老资源的严重短缺,失能老人特别是全部失能老人入住机构养老,是失能老人及其家庭的明智选择,鉴于上述情况,政府应该在动员社会力量、建立更多专供失能老人养老选择的机构的同时,对重度失能老人入住机构养老进行适当引导,以减轻家庭负担,解放生产力,发挥机构养老的资源优势,使重度失能老人幸福度过人生的终期阶段。

2. 切实发挥家庭的基础作用　家庭赡养的实质是实现人的生命周期的权利与义务。家庭是我国社会最有价值的资产之一,重建和巩固家庭在失能老人社会保障与服务中的基础作用,在我国有着得天独厚的条件。农村失能老人大多拥有固定的住房及其子女的帮助,应充分发挥家庭的辅助作用使老年人得到满意的精神慰藉。而目前家庭的持续小型化,家庭养老的资源出现严重不足,发挥社区在养老服务体系中的作用,以解决居家养老出现的窘境,变得不容忽视。另外,实行长期照护机构养老也离不开家庭这个养老服务的基础。当然,随着农村外出打工人员的逐年增多,空巢、独居老人也逐年增多,需要集中供养,应合理应对失能老人对机构集中养老需求规模的逐年扩大,完善机构养老保障及服务体系。

3. 建立及巩固以政府为主导、民间资本等组织积极参与的养老责任体系　政府作为维护社会公平、提供公共服务的职能主体,有必要对失能老人的养老制度统筹规划,加大财政投入,制订促进农村失能老人长期供养的政策法规与制度,从法律层面更深入地推动农村养老服务业的发展,制订便于操作的法律法规条款,明确基础组织的责任和义务。为缓解政府财力不足与全社会日益增长的失能老人福利服务的巨大需求之间的矛盾,应动员社会力量广泛参与失能老人养老保障与服务事业,充分发挥慈善公益组织的优势,依靠社会力量为农村失能老人的晚年生活照护提供必要的人力、物力及资金支持,构建政府主导下的社会化养老服务体系。

4. 构建基本养老金与特殊津贴相结合的收入保障机制 一般的养老金保障已经无法满足老人的基本生存需要,更谈不上实现公平。如果不对这些人的养老金进行适度的公平保障,失能老人的生活水平与社会平均水平的脱节程度就会越来越大,从而引发相关群体对政府和社会的不满,影响和谐社会的大局。应该通过建立针对失能老人特殊困难的特惠制度,缩小经济收入方面的过大差距,满足失能老人的生存需要。同时,通过不断完善社会保障体系建设,使农村失能老人都能享有基本养老金,获得老年生活的基本经济保障,享受国家的养老保险、医疗保险、养老补贴及社会救助,解决养老保险制度内的"贫困"问题,降低制度内贫富悬殊扩大化的态势,尤其应该全面实施针对失能老人的养老护理津贴制度,提升对农村失能老人的补贴水平,使失能老人提升风险抵御能力。

5. 走积极老龄化道路,提高老年生活质量 积极老龄化是联合国世界卫生组织 20 世纪 90 年代提出的应对人口老龄化的战略举措,意在规避人的生命延长所带来的失能问题,以提高老年人口生存质量,让尽可能多的人尽可能长时间地、尽可能好地享受生活质量。与健康老龄化不同,积极老龄化把老年人口的健康、社会参与、发展并列为三大支柱,其重点强调的是人到老年之后,应该继续在生理、心理、智能等诸多方面,尽可能较长时期保持良好状态,在人的整个生命周期中,尽量能够根据老年人自己的愿望和需要参与社会活动,保持失能老人的生活不致因为失能而发生过大变化。

由于我国是低收入的发展中国家,经济底子弱决定了应对老龄化的成本是我国必须考虑的重要因素,改变全民族的不良生活习惯,坚持积极老龄化的道路,坚持以预防为主、治疗为辅的行动路线,是减少疾病、失能等耗费医疗资源和照护服务资源成本的重要举措。建议国家把实行积极老龄化作为应对人口老龄化的基本国策,使全体国民都能够在现代高风险的社会条件下应对失能风险,实现在低成本条件下成功解决人口老龄化挑战的战略目标。

(二)城市养老意愿的思考与建议

1. 尊重老人养老照护意愿,鼓励子女与高龄和具备自理能力老人同住或就近居住 《联合国老年人原则》明确提出:安全且适合个人选择和能力变化的环境对于老年人较为重要,他们对自己的照顾及生活品质选择的权利应得到尊重。我们对广州市城区120 例独居老人的调查发现,是否影响子女、子女住房条件、子女的工作条件是造成老人独居的主要原因，其中不想影响子女占比超过 50%，这说明独居老人在决定养老安排的时候考虑了子女的实际情况。提示子女应主动了解独居的老人尤其是年迈或自理能力较差的双亲和自己同住的意愿，不论父母如何选择养老方式，子女都应该多加探望。有条件者可以安排就近居住。

2. 加强环境改造，推进适老环境建设 《中华人民共和国老年人权益保障法》规定：国家推动老年宜居社区建设，引导、支持老年宜居住宅的开发，推动和扶持老年人家庭无障碍设施的改造，为老年人创造无障碍居住环境。家庭照护的居家养老是目前最主要的养老照护方式，家庭是最主要的养老照护场所，因此需要对相关环境进行适当改造以建设适合身体功能退化老年人居住的家庭环境和小区户外环境。

3. 关爱独居老人心理健康 孤独变量是城市独居老人养老照护意愿的重要影响因素之一。我们的调查发现，看电视、体育锻炼和玩棋牌是独居老人最喜欢的活动，缺乏实质的人与人之间的交流，而户外活动和心理干预能显著提升独居老人的积极情绪。因此，家属和社区应该鼓励独居老人多参加户外活动，丰富精神文化生活。对不方便外出活动的老人，应保持探望及沟通频率。

4. 发挥科技创新在独居老人安全监测方面的优

势 研究表明,意外伤害教育对于高龄独居老人对意外伤害的认知水平的提升具有显著作用,有助于进一步减低意外伤害的发生。但是单靠教育措施对于独居老人安全需求的满足程度有限。数据表明,成都市独居老人家中紧急通信设备的安装率极低,且独居老人移动通信能力的丧失率高达 38%。因此,监测独居老人日常状态的仪器或系统非常重要,需求也非常迫切。目前,英美日等国家在独居老人的安全监测方面取得一定的成果,国内相关技术的研究设计亦在不断发展。整体而言,意外伤害教育可以使独居老人对安全产生重视,增加户外互动和定期探访等可有效减少老人独处的时间,监测系统则提供了技术上的解决方案,三者有机结合有助于构筑完备的独居老人安全网络。

5. 以房养老模式的探讨 "代际赡养"是中国传统的养老模式,即父母抚育子女长大,在步入老年后由子女反哺。随着我国计划生育政策的实施,家庭规模逐步萎缩,单个家庭人数从 1982 年的平均 4.41 人降至 2010 年的平均 3.10 人。如此估算,一对年轻夫妇要赡养 3～4 个老人,这样的"421"家庭使得老年人的养老生活质量难以提升。其次是社会养老,养老金和医疗保险是社会对老年人主要的支出项目。中国在扩大福利体系方面的成绩可圈可点,城镇居民养老金覆盖面从 2003 年的 1.55 亿增长到 2012 年的 3.04

亿。但养老金体系中收支之间的缺口不断扩大，且整体收益率较低。2013 年，我国的养老金收支缺口高达 18.3 万亿元。在人口老龄化的进程中，传统的养老方式存在着不可忽视的局限性，需要从模式上或制度上进行突破社会养老问题。

目前国外一种重要的养老方式是以房养老。美英日等国家，从 20 世纪 70 年代起，分别构建出适合本国国情的以房养老体系，在实践中取得不错成效，从而有效提升了社会的养老水平。对于中国而言，该模式理论上具有较好的适应性，源于国内高达 89.68% 的自有住房拥有率。然而，在各地开展的"以房养老"试点中，大多成效欠佳。有研究发现，以房养老模式的前提是对于潜在需求者的准确定位。对于有商品房居民，经济条件一般较好，不存在养老问题，而无房居民则没有资格享受该政策。该模式对于只有一套独立房产但经济条件又不宽裕的社会群体较为适用。而保障房所有者恰好满足了这两个条件。从 2008 年底，国务院加大保障性住房建设力度，保障性住房的总量目前呈现上升态势，这部分人群在未来将是一个不断扩张的群体。他们的共同特征是：收入较低，储蓄有限，所领的养老金亦不高。他们的养老问题正是城镇居民养老问题中的重要挑战之一，若该类群体能成功实施以房养老，社会和家庭的养老压力可以得到有效缓解，保障房的价值亦能得到保障。但该模式的实施前提是此类群体的意愿,而目前对保障房所有者以房养老意愿的调查研究基本处于空白状态。随着以房养老逐渐成为现有养老体制的一种补充,我国将会实现养老体系的完善和社会的进一步发展。

第五章　失能老人家庭照护

目前中国已进入老龄化的社会,随之而来的有各种各样的问题和挑战。《全国城乡失能老年人状况研究》显示,2010年末全国城乡部分失能和完全失能老年人约3300万,占总体老年人口的19.0%,其中完全失能老年人1080万,占总体老年人口的6.23%。在生活不能自理后,必须依赖他人提供综合性服务,即长期照护。俗话说"月有阴晴圆缺,人有悲欢离合",随着年龄的增长,各种慢性病会接踵而来,人体各种器官功能也会渐渐衰竭,直到寿终正寝。在此过程中,就像婴幼儿需要照顾一样,老年人也同样需要照护。受中国上下五千年的传统文化影响,家庭养老仍处于长期照护的核心地位。"久病床前无孝子",随着长期繁重的照护,照护者的身体、心理、经济等方面均承受了巨大的压力。

中国老龄化的国情是:地区差别大、老龄化速度快、人口基数大、未富先老,任何的政策制定和老龄化研究必须以此为基础来开展。目前,我国特别是农村地区的长期照护仍以家庭养老为中心,但是家庭功能的弱化,养老相关功能和照护的支持与资源也逐渐弱化或减少。随着独生子女的成长,即使是在我国全面实施二孩政策后,也无法影响未来十年老年人口的规模,家庭养老的负担很重。

另一方面,我国目前社会化的养老模式,如社区、机构养老还没有完善。欧美等发达国家的长期照护经验表明,社会养老将是未来养老模式的趋势。

一、养老模式的发展轨迹

随着人类社会的发展,养老的内涵与模式也在不断变化。纵观世界上养老模式的发展轨迹可以发现,在人口高生育率期,家庭多有 2 个或 2 个以上的青壮年人口,各国普遍实行的是家庭养老。在欧美等"未老先富"的发达国家,国家累积了雄厚的资本,有足够的经济实力保障老年人的养老。这些国家兴办大量社会化的专业养老机构,使老人有了更多的选择,可以根据自身意愿选择居家养老或专业机构养老。随着生育率降低,导致青壮年所占人口比例越来越小,人口老龄化日益严重,养老负担日益加重,发达国家也已感到将难以承受迅速增长的社会养老的财政负担,而且人们也逐步认识到兴办养老机构、实行社会养老将割断被养老人与家人的"共存"联系及情感诉求互动空间,不利于老人的身心健康,居家养老可缓解或避免这些矛盾,于是又导致"居家养老"模式一定

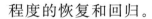

程度的恢复和回归。

　　与此同时,少子高龄化及由此造成的家庭规模
"小型化"、家庭结构"简单化",已普遍造成家庭养老
人力资源的不足及养老功能的弱化,使个人及家庭也
同样难以承受"居家养老"的人力需求与经济能力的
双重压力。少子高龄化及少子高龄社会的诸多矛盾,
迫使人们不断探索新的养老模式,丰富养老模式的内
涵和形式,形成养老及养老模式的多元化发展趋势。

　　我国是一个发展中国家,经济水平和国民富裕程
度与发达国家相比尚有明显差距。但由于我国长期
实行严厉的人口出生控制政策,以致几乎与发达国家
同步迎来少子高龄化。同时我国人口、经济、社会、文
化等多方面的特殊国情,不仅使我国少子高龄化背景
下的养老矛盾和问题相对"超前"地暴露出来,而且也
深刻地影响和制约着我国养老及养老模式的选择。

　　家庭养老,一直以来都是中国人首选的养老模
式。随着城市化和社会人员流动的加快、计划生育政
策的长期实施造成的少子化,导致家庭养老功能逐渐
弱化。而且现代青年价值观及生活方式的变化,"事
业人士""孝顺子女"两种角色的冲突和博弈,也在一
定程度上产生了对居家养老模式的排斥。部分老人
经济条件的变化和自主意识的增强,也为养老院等各
种社会养老模式的发展提供了基础。

　　与居家养老相比,社会养老可通过把老人集中到

各种养老院"集体"养老,解决家庭养老人力资源不足的矛盾,但社会养老也有不少问题。社会养老需要持续的大量投资,没有足够的政府财政补贴就难以为继。近些年来,我国在推进机构养老的过程中,已形成了国家或集体兴办、集资兴办、政府与非营利机构联办、民间资本兴办等几种投资经营模式,这些投资经营模式正在探索和实践过程中。已经建成运营的养老机构,也存在不少管理和服务等方面的问题。

由于我国是"未富先老",养老要承受巨大的财政负担和人力资源需求的双重压力,这就要求我国既不能单纯实行"居家养老",也不可大范围推广"社会养老",而必须创新养老模式,走多元化养老之路。于是类似于"以房养老"、"异地养老"等养老新模式就应运而生,不断适应国人多样化的需求。

综合考虑我国养老的经济实力、人力资源、文化传统及亲情、空间、服务和需求等一些因素,建议我国应建立以"居家养老"模式为主、以"社会养老"模式为辅的"双轨"、"多元"养老体系。"双轨"就是指"居家养老"和"社会养老"两种养老模式,"多元"就是指这两种基本养老模式投资主体、经营机制、服务内容等方面的多样化。

从世界范围看,90%以上的老人最终都是在家中安度晚年。日本的调查也表明在福利(养老)设施中养老的老人因心情忧郁而死亡的比率高于居家老人。

考虑"居家养老"的某些局限，所以还要坚持依托社区，以社区服务为保障，把社区养老服务作为居家养老的延伸和依托，建立居家—社区一体化养老服务系统，这样可近距离地保持家庭养老与社区养老服务的相互补充及互动援助，方便家人、社区与被养老人之间的照料看护，体现居家养老特征，发挥社区服务优势，提高养老服务质量。

总之，养老模式的相互结合、"双轨"并举，应作为我国未来构建养老体系的主要战略。这样不仅可以发挥多方面的养老优势，更可以满足养老特别是被养老人的多样化需求。

二、失能老人的家庭照护

纵观我国五千年的渊源历史，家庭照护一直是我国长期照护的核心模式和最重要的方式，应用也最为广泛。家庭照护，顾名思义，就是家庭成员给失能老人提供各种生活照料、精神慰藉和部分或全部的经济供养，以保证老人晚年生活的安乐祥和。进一步研究发现，家庭照护存在各种各样的形式，如老人居住的方式差别很大，有与已婚或者未婚的子女同住的、与配偶同住的、独居（子女定期过来照护）等多种形式。由于形式不一样，照顾者的身份也有一定的差别。如果是与配偶同住的，一般健康的配偶是家庭照护的主要人员，而其他人处于第二位。当与子女同住，而且配偶无照顾能力或者丧偶时,同住子女则充当主要照护者,而其他人员处于第二位。在农村有多个子女的家庭,这种身份的差别和轮转更加复杂。

随着中国经济、政治的发展,人口出生率逐年下降,越来越多的人是独生子女,即使在放开二孩政策下,仍有不少年轻人,特别是生活压力大的城镇人口仍选择生一个孩子或丁克家庭。鉴于这种情况的变化,家庭照护面临着前所未有的挑战,功能正在逐步退化。此外,随着中国教育水平的提升,成人更多选择自由职业,而不是在家或者务农,而且更多关心下一代的成长而相对忽略了老人的精神、生活的照顾。即使很多人觉得"父母在,不远游",但有更多的人选择了"游必有方"。我们一边在《时间都去哪了》中感动,一边在逐渐远离父母。除此之外,还有很多其他的因素影响家庭照护的能力:①随着城市化的大力发展,女性意识的提高,女性工作者越来越多,随之而来的是对老人照护的情况越来越少;②随着对婚姻意识的提高和女性独立自主能力的提升,离婚率越来越高,也必将对家庭照护产生非常不利的影响;③四代同堂的模式越来越少,取而代之的是二代人的生活或者二人世界,照护能力的下降和意识的缺失都对家庭照护产生很大的影响;④目前北京、上海、深圳、广州四大城市居住了大量的流动人口,其他城市也不例外,难以提供有效的家庭照护。

其实,传统的家庭照护只对生活尚可部分自理的人群有很大帮助,但是无法满足完全不能自理或者年龄非常大的老人的照护需求。此外,失能老人的增加也给家庭,甚至社会造成了极大的负担,这是普通的传统家庭照护无法解决的难题。

(一)家庭照护的困境

1. 孝道的缺失　子女进行家庭照护的原因有两个:①乌鸦反哺的孝道;②道德的约束。第一种是一种真实的、发自内心的意愿,家庭照护一般可以得到更好的效果。第二种是一种道德、法律的约束,是为了保证老有所依、老有所养的公平、公正的社会必要手段。这种手段,对于一些没有孝心的子女有一定的约束能力。随着目前经济社会的发展,传统的孝道渐趋弱化,随之而来的是享乐主义、个人主义和消费主义。传统的孝道逐渐退化为"饿不死",更有甚者对父母的情况视而不见、听而不闻、甚至逃之夭夭。除此之外,由于人口的流动性增大,道德的约束越来越薄弱,两代之间路程的距离必将造成感情和责任的距离,即关系亲密度越来越低。

2. 心理、生理、经济压力　俗话说"久病床前无孝子",其基本原因是长期照护者需要承受巨大的心理、生理、经济等各方面的压力。心理压力方面,长期面对生命垂危或者生活不能自理的老人,内心自然会阴暗、郁闷、悲伤、烦躁,同时自然而然会产生一些脾气,照护者和被照护者的矛盾加重,使双方产生巨大的隔阂。经济压力方面,长期家庭照护的花费,特别是医疗费用、保姆照顾费用、意外伤害费用等都会给照护者带来巨大的经济压力,同时照护者还将面对没有工作、没有收入的巨大压力。生理压力方面,值得关注的是目前大部分的青壮年处于亚健康的状态,如果处于精神压抑,而且还有长期、不分昼夜的照护工作,青壮年自己也可能会出现身体不适。

3. 家庭照护技能不足　对于照护者,绝大部分没有任何的护理和医学的知识,对于完全失能的老人照护严重缺乏照护能力,无法提供规范化照护。同时失能老人的照护需要各种比较专业的设备,如方便的卫生间、特殊的餐具等,绝大部分家庭也无法提供。即使非常有孝心的子女,对于家庭照护仍存在心有余而力不足的情况,造成家庭照护难以持续。

4. 空间的距离　近年来,人口的流动性使城市常居人口增加,也造成了两代人的距离。除了留守儿童,空巢老人也是目前越来越普遍的现象。迫于生活的压力,或者人生的追求,使得很多子代有心照护,但是鞭长莫及,也导致了很多"子欲养而亲不在"的遗憾。

(二)家庭照护的社会扶持

家庭照护和社会扶持的关系是鱼和水的关系,鱼离不开水,水里也不能没有鱼。社会必须对家庭照护者进行一定的扶持才能更好地、更完善地进行家庭照护。

1. 经济补偿　经济压力是家庭照护的主要压力之一,有效的经济扶持对照护者和被照护者都将产生极大的益处。欧洲、日本等国家已经实施了对于家庭照护者提供养老金、失业保险补贴的政策。我国上海、北京、广州等一线城市也在积极进行相关方面的探索,比如已经开展了高龄老人补贴、对老人实行优惠政策等。

2. 法律和道德上规范子女的行为　无法不为国,无孝不为家。在推广和弘扬中国传统文化的基础上,加大法律的效度,对于一些不赡养、虐待老人的子女进行经济甚至刑事上的处罚。否则,在西方文明的冲击下,中国五千年的传统文化可能会面临失传,也就是说家庭养老的基础将面临崩塌。

3. 保险制度的完善　目前中国的保险制度有待进一步的完善。迫切需要建立失能老人长期、有效的护理保险制度,鼓励商业保险积极开展相关业务,待成熟后再逐步向社会保险转型,成为社会保险涵盖的一个重要险种。

4. 服务队伍专业化建设　加快对失能老人照护者对失能老人护理服务知识和技能的培训,通过岗位培训、在职培训、专门院校培训等多种方式把养老服务人员培训成掌握专业社会工作知识和养护服务技能的专门人才。

5. 重度失能老人机构化　由于家庭照护者对于重度失能老人照护的缺陷,鼓励养老机构收治重度失能老人并进行相对专业的照护。通过政府的政策法规强制改变养老机构的理念,尽力为重度失能老人进行最终的替代照护。

6. 缩短空间距离　空巢老人和留守儿童是社会发展进程中的必然产物,政府应该改革户籍制度及住房制度,尽量实施父母随子女的户籍,并鼓励他们一起同住或者就近居住,方便照护。

三、家庭照护的现状

我国失能老人数量居于世界首位,人口老龄化问题十分严峻,其照护问题已经成为我国必须面对和解决的主要社会问题。老年人的照护问题涉及其生活品质、家庭和谐,以及社会的进步与文明。解决失能老人的照护问题意义重大。

(一)国内、外家庭照护现状

许多发达国家人口老龄化进程较早,老年人长期照护政策也日益成熟和规范,已初步建立起家庭成员、社会、非政府组织等相互配合的长期的照护结构和体系。在日本,80%以上的老人选择社区居家养老模式。这些照护模式降低了失能老人功能衰退的发生率,减少了家庭照护者负荷,提高了失能老人的生活质量。美国近二三十年来采用比较多的是社区长期照护服务模式 PACE(program of all inclusive care for the elderly)。

在中国,家庭照护是最主要的照护方式,但随着人口老龄化和高龄化加重而家庭小型化趋势,家庭照护功能逐渐弱化。10 年后独生子女将陆续进入老年期,其长期照护问题必将给家庭、社会和经济等方面带来巨大挑战。①物质保障方面。老人的养老物质保障主要依靠三个方面。一是退休金或个体劳动所得;二是政府向特殊家庭或个体所提供的保障性资金;三是子女给予的生活补贴。其中退休金是大部分城市独生子女家庭成员养老的主要资金来源,作为普通的企事业退休员工依靠其退休工资基本可以满足养老的物质保障,但依靠政府提供保障性收入家庭的收入水平较低,无法满足生活养老的需求及突发状况,必须由子女进行贴补。值得关注的是受传统观念影响,父母大多背上了为孩子"成家置业"的包袱。当子女达到一定年龄却没有足够的经济能力负担生活成本时,父母多会为子女购买价格不菲的房屋并提供经济支持。该行为必将冲击老人的养老金储蓄,加上老人在进入老年后逐渐丧失的劳动力致收入减少及面临的巨大健康威胁,迫使老人必须依靠子女的资助。但由于子女经济状况的不确定性及孝顺程度的差异,使得城市独生子女家庭的养老物质保障危机重重。②生活照料方面。人在进入老年以后，身体功能和生活能力急剧下降，老年人在许多方面都需要得到照顾。城市生活节奏快，面对巨大的生活压力，许多子女已经自顾不暇而常忽略了对父母的关心与照顾。独生子女父母的生活照料方面更特殊，因只能依靠一个孩子，应付紧急情况的能力明显变弱。目前子女都有自己的生活，工作压力很大，且多不和老人一起生活，无法时刻关心自己父母并加以照顾，加之我国其他养老服务体系的不健全及接受程度不高，使独生子女父母的生活照料大多依靠配偶，而配偶本身大多已进入老年，照料程度普遍不高。③医疗照护方面。我们的调查发现广州家庭照护大多只能提供生活照料，涉及专业的医疗、护理和康复的专业照护相当缺乏。与此同时，82.6%的老人需要提供医疗、护理和康复的专业照护。④精神照护方面。随着生活水平的不断提高，人们更加注重精神方面的需求，尤其是老年人需要给予更多的精神慰藉。独生子女家庭的老人多年来对孩子的疼爱使他们在孩子离开后对孩子的依赖十分严重，特别是孩子成家立业离开自己后，老人更渴望子女的精神照护。而忙碌的独生子女恰恰因为忙而忽略了对父母的精神慰藉，很容易使老人产生不良情绪。

总体来说，失能老人家庭照护有其他照护方式所不具备的优势。①家庭养老有助于促进代际交流，给予老人更多精神慰藉和归属感。"儿女孝顺，含饴弄孙"是中国老人晚年生活的最高理想和最大精神寄托。家庭是老人毕生精力和努力的结晶，保留了老人生命历程的印记，可以使老人感到安全，满足老人的亲情需求和"叶落归根"的心理。费孝通教授讲过："家，强调了父母和子女之间的相互依存。它给那些丧失劳动能力的老年人以生活的保障。它也有利于保证社会的延续和家庭成员之间的合作。"但是，父母从不会和孩子计较经济贡献上的平等问题，更多注重的是从子女身上获取情感慰藉。②家庭养老降低社会成本。与社区养老和机构养老相比，家庭养老把社会的养老负担转化为子女的负担，也不存在服务和交易费用支出问题。③家庭养老是中国传统道德强大内在力的必然结果。中国人提倡尊老爱幼，在全社会形成养老尊老的风气，养老自古就被认为是子女一种理所当然、责无旁贷的义务。与此同时，家庭养老也存在明显的弊端。①加重子女负担。现在大部分家庭都已小型化、核心化，甚至可以说大多都是独生子女家庭，随着老龄化加剧，一个家庭需要承担两家老人的赡养负担，压力巨大。②医疗护理条件不足。相对于机构养老，家庭养老的条件相对落后，医疗护理条件比较落后，特别是生活在偏僻农村的老人，基本的医疗条件也许无法得到满足。③家庭养老易产生家庭纠纷。俗话说"久病床前无孝子"，常年照顾老人,难免心存嫌隙,给家庭和睦造成一定影响。

(二)家庭照护者的照护能力分析

我们的研究与国内的大量文献均表明,家庭照护者对失能老人的照护能力不足,而照护能力与失能老人的生活质量、寿命均呈正相关,提示我们应通过多种途径提高失能老人的照护能力。我们对广州120位失能老人的照护者调查显示:79.6%的照护者从未接受过任何关于家庭照护的培训。郭晓彦等的一项随机对照研究表明,即使家庭照护者接受短期的培训也能明显降低失能老人护理过程中出现并发症的概率,生存寿命得到延长。

因此,完全有必要对家庭照护者进行培训。可以组织医疗服务机构定期、定社区组织各种培训服务,提高家庭照护者的技能,减轻社会负担。

(三)家庭照护者技能培训

建议通过视频讲课、社区讲课等多种形式,对照护者进行用药常识、基本护理操作技术、康复知识等培训。此外,随着网络媒体的普及,可以利用电话、微信和APP客户端等平台,通过观看视频、在线指导、平台互动等方式开展家庭照护者技能培训,既可保持服务的持续性、有效性,又可极大程度地减少医疗资源的浪费。

家庭照护者必须了解一些老年基本的急救知识。①晕厥:是指短暂的神志意识丧失,由一过性的大脑缺血而引起。其特点是突然发生、迅速消失。晕厥与眩晕、昏迷、休克不同。眩晕为自身或周围物体旋转感,无意识丧失。昏迷与意识丧失则有较长病程,不会很快恢复。休克为血压明显下降,初期意识多数清楚。晕厥可以采取以下急救措施:立即将患者平放或抬高下肢,促进下肢静脉血液回流,恢复脑正常供血。同时观察有无其他部位损伤,触摸脉搏情况,解开患者衣领、领带以保持呼吸顺畅。刚恢复知觉的患者不能立即起立,以防止再次晕厥。对心源性晕厥(一般有心脏病史),若能唤醒或通过刺激恢复神志者,心跳过慢可口服阿托品,伴有胸闷、胸痛者可口服速效救心丸等药物,然后马上送医院。无法唤醒者则关注呼吸、脉搏、大动脉搏动和瞳孔变化情况的同时拨打"120"。有心搏骤停者应立即进行心肺复苏,缓解后尽快送就近医院抢救。②卒中:起病急,病死率和病残率高,是老人三大主要死因之一。抢救方法很重要,若不规范则会加重病情。卒中的急救应采取以下措施:遇到卒中患者,让其静卧不动,解开衣领或皮带。切忌推摇患者、垫高枕头或晃动患者头部。可轻拧患者皮肤检查其有无意识反应。环境不良或不安全需转移患者时,应多人协作,托稳头部,水平地移动患者身体。注意检查患者的生命体征,若呼吸、心跳停止,应立即进行心肺复苏。若患者意识清醒,则让其仰卧,保持头部稳定并略向后仰以利气道通畅。患者呕吐时要将其脸转向一侧并取出口内的义齿,清除呕吐物以防堵塞气道。患者抽搐时注意防咬伤舌头。③癫痫:俗称"羊角风",是一种不定期反复发作的大脑功能失常。患者多在家里犯病,家庭照护者应该掌握其急救常识。癫痫发作时,迅速让患者仰卧,不要垫枕头,把缠有纱布的压舌板(或牙刷把)垫在上下牙齿间,以防患者咬伤自己舌头。随即松开衣领,将患者头偏向一侧,使口腔分泌物自行流出,防止误入气道引起吸入性肺炎。同时,还要把患者下颌托起,防止因窝脖使舌头堵塞气管。发作时不要强行喂水或按压肢体,应刺激或点压人中、合谷、足三里、涌泉等穴位。如癫痫连续发作,必须将患者送到医院继续治疗。④心绞痛:心绞痛发作是冠心病的一种临床症状,多见于 40 岁以上中老年人,男性多于女性。心绞痛是心肌缺血、缺氧发出的求救信号,频繁发作者应警惕心肌梗死。主要表现为胸前区阵发性憋闷、压迫感和疼痛,疼痛可向肩、中指、无名指和小指放射。同时伴有呼吸困难、出汗、心慌、窒息症状,一般每次发作 3～5 分钟。心绞痛发作时应立即停止一切活动,坐下或卧床休息。含服硝酸甘油片,大部分患者 1～2 分钟症状缓解。如不能缓解病情,每隔 5 分钟可再次给予 1 片含服,但最多不超过 3 片。若症状不能完全消除则需拨打"120"。若发作时无药解救,也可指掐内关穴(前臂掌侧横纹上 2 寸,两条筋之间)或

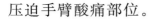

压迫手臂酸痛部位。

(四)农村家庭养老的挑战

家庭养老,包括家庭内子女对年老父母的经济供养、生活照料和精神慰藉三大方面。家庭作为农村老人养老的重要场所和支持力来源,在青壮年外出打工、老人留守成为常态的情形下发生了重要的结构变化,表现为家庭规模缩小、三代主干家庭消减、祖孙隔代家庭增多等。留守的老人、妇女、儿童成为农村的最后坚守者。

1. 农村家庭养老　子女对老人照顾的缺位、无能和无为。

家庭养老,在传统的意义上,反映的是纵向代际关系,即亲子关系,表现为由子女供养老人。而子女是否与老年父母共同居住决定着老年人从子女处获得养老支持的有无及养老支持的多少。

首先,子女对于农村空巢、留守老人照顾的不在位。有调查显示,农村老人与子女同住的为45.4%,提示没有和子女同住的占到50%以上。值得注意的是,这个调查数据涵盖了所有子女,包括了成年和未成年、结婚和未结婚的子女,如果去掉未成年和未结婚的成年子女,考虑到子女结婚时就和父母分家分居在农村已成为一个普遍的规制,结婚的成年子女和老年父母共同居住的比例更低。

在我国,全国农村留守老人数比例为19.1%,其中东部为 17.7%,中部为 19.63%,西部为 19.5%,东北部为 21.8%。有留守老人的家庭意味着成年子女远离外出打工,是事实上的空巢老人家庭。如果说与子女合住意味着老人可以得到生活费用的减免、及时的生活照料和情感上的支持,分家分居则增加了养老的时间成本、距离成本和机会成本。住得越远对父母的支持越少、情感越生疏、关系越淡化。超过半数的空巢老人家庭、独居老人家庭,以及近两成的留守老人家庭,仅仅从方便易得技术层面上分析,已很难得到子女的家庭养老照护。同时,儿女进城打工直接导致其和老人的分家、分居和分离,在空间上拉开距离的同时,父子两代在生活方式、价值观上的差异也越来越大。

其次,对于农村高龄、失能老人家庭护理的无能、无为。民政部的数据显示我国 940 万失能老人中,农村占了 746 万。农村老人子女虽然较多,但文化程度不高,经济能力有限,对失能老人的照护多只能承担生活照料。子女对失能老人的照护实际处于无专业技能、无时间、无作为的境况。

再次,子女对农村父母经济供养不够。有调查显示,农村留守老人主要依靠自理和配偶的劳动取得经济来源(所占比例高达 63.7%),来自承担赡养责任义务子女的经济支持比例仅为 16.3%,且子女很少向老人提供货币支持。农村老人是没有经济收入的,使自己处于"被动的交换地位"。反哺的"孝文化"异变为"不给子女添麻烦"。在城市化、现代化背景下，农村家庭的代际关系、价值观发生了深刻的变化。随着社会的发展，子代更关心下一代的成长，导致了尊老不足而爱幼有余的局面。受社会发展带来的经济理性、利益取向的影响，年轻人首先考虑的是自身的需求，认为现代意义上的"尽孝"是属于社会意义上的概念，以子女、孙子女为优先成为老人主动或被动的选择，约束规制自己的老年生活为"不给子女添麻烦"，其极端的表现就是，农村重病、失能老人的惨烈自杀。

在农村，由于教育程度的限制，子女对老年人的精神慰藉不足、生活照护缺乏、经济供养有限。传统的家庭养老能够实现，以往是依赖于家庭小农经济经营模式、父权、大家庭或三代主干家庭的居住模式等条件。随着城市化和现代化向乡村的浸润，家庭经济模式转变、农业收入递减、父权丧失及空巢老人、独居家庭的普遍化，农村社会经济理性畸形扩张，家庭养老的经济社会支持结构已然坍塌。农村老人的家庭养老，在更大意义上，只是一个相对于农村社会养老的严重不够而有些虚妄的不得不提的观念选择。

2. 家庭养老有法律约束无相应政策支持 《中华人民共和国宪法》第 49 条第 3 款规定："成年子女有赡养扶助父母的义务。"2013 年《中华人民共和国老年人权益保障法》修正时增设了老年监护制度,进一步明确了赡养人对患病和失能老人给予医疗和照料的义务。可以说,我国法律对子女赡养老人的规定是较为明确的。但在实际操作中,很多时候起诉难,执行也难。同时,我国并未出台相应的对子女尽赡养义务的支持政策。就法律条文中的"常回家看看"而言,出外打工的农民工回家就要请假或旷工,甚至可能失去工作。经常回家也只能停留在法律条文中。承担照顾年老父母生活的子女在经济、体力上的付出是持续的、隐形的,时间和精力上的有限,必将和工作上的投入产生冲突。就目前而言,企业所承担的社会责任并未涵盖这一块,照顾父母可能就意味着工作上的请假和无法全身心投入,直接影响和制约着其职业的稳定和提升。换一个角度讲,由企业来承担或分担其员工照顾年老父母而带来的时间成本也不尽合理。个人、企业和政府三者如何共同承担养老责任,可适当借鉴国际经验。欧美等发达国家已形成一系列家庭养老政策,如提供照护者津贴、税收减免等。照护者可以获得托管照料、家务帮助、心理辅导等支持。

(五)城镇家庭养老的挑战

在中国,家庭养老既是一种悠久的传统,也是一个古老的制度。圣人早已有所教导:"父母在,不远游"。在相当长历史时期内,子女养老和居家养老是合二为一的。传统的大家庭人口多,流动率低,且多以农耕为业,家庭成了最完整的社会细胞,家庭养老也是自然的选择,也不存在家庭养老功能社会化的可能。三代同堂式传统的家庭养老方式在欧美发达国家基本看不到了,但在日本、韩国、我国台湾或香港地区却十分普遍,可能与这些国家和地区深受儒家文化浸染影响有关。但由于我国大陆实现严格的计划生育政策,出生率明显下降,也比较难以见到三代同堂式传统的家庭养老方式。城镇人口家庭养老面临巨大挑战。

1. **家庭小型化** 随着我国计划生育政策的实施,家庭规模逐步萎缩,单个家庭人数从1982年的平均4.41人降至2010年的平均3.10人。如此估算,一对年轻夫妇要赡养3～4个老人,这样的"421家庭"必将给家庭养老带来巨大压力。家庭平均规模的缩小和完全核心家庭的增多必然导致纯老年户不断增加。1990年第四次人口普查时城乡老人生活在单身户和一代户中的比例为25.6%,到1992年该比例就增至40%以上。子女多意味着老人有较多的支持来源和回旋余地,家庭小型化必然导致家庭养老变得异乎寻常地困难。居住方式的代际分离意味着健康不佳的老人在经济供养之外还面临生活不便、照料不够、缺少精神慰藉等问题。

2. **"代际倾斜"现象** 即使是两代人或三代人共居的情况,传统的家庭养老功能也在现代化因素的影响下有所削弱。一方面,一些子女迫于岗位竞争原因忙于工作和事业,无暇顾及老人。另一方面,就是社会学家在一些独生子女家庭所观察到的"代际倾斜"现象。一些青年夫妇比较重视子女的教育和成长问题,有限的时间、精力和财力都向独子或独女倾斜,产生了严重"重幼轻老现象"。这必将对老年父母的心理健康和生活质量带来负面影响。

3. 平均寿命延长　老年人平均期望余寿的延长和老年人口高龄化也是家庭养老的负担加重的原因之一。一般而言,随年龄增长(特别是超过 75 岁后),老人健康状况会有所恶化,患病率、伤残率会明显上升,自理能力明显下降,必将会需要更多的日常护理、生活照料和社会服务。余寿增加的同时带病期也在延长,提示我们我国人口老龄化所带来的养老负担问题不仅不会减轻,而是在经济供养、生活照料和精神慰藉方面的问题会越来越突出。

四、农村家庭照护应对策略

农村家庭照护存在严峻的问题。但就目前来说,在未来相当长的一段时间内,家庭照护仍旧是农村失能老人照护的最主要模式。当前最主要的任务应该是明确家庭养老各构成要素在家庭中的地位和作用,强化外部环境建设和内部资源建设,构建适合我国国情的农村家庭养老体系。

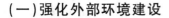

（一）强化外部环境建设

对于农村家庭照护来说，外部环境的建设必不可少，应重点做好以下三方面工作。①完善家庭照护制度建设，为其提供强有力的政策支持。恢复和巩固家庭养老功能，必须以法律为中心，完善养老相关的法律法规，通过法律明确子女赡养老人的责任，确保家庭养老有明确的法律依据，以法律的强制性维护家庭养老的功能。另外，政府应制定实施农村家庭养老的支持政策，刺激家庭养老的造血功能，修复并强化家庭养老的功能。②构建文化环境，为其提供坚强的文化支撑。在中国越来越倾向平等和理性民主法治进程中，构建新时期家庭养老文化机制，重新解读新时期孝道文化，拓展孝道文化的多样性、延展性，符合新时期的实际情况，才能有效推动孝道并加以实践。③改善空间环境建设，为其提供家庭养老适宜居住的环境。

（二）强化内部资源建设

相对于外部环境，内部资源建设则更加关键，其是家庭照护的核心和基础内涵，也是农村家庭养老能否持续的关键。①为老人特别是失能老人提供资源帮助，尽量维持家庭代际关系的平衡。我们的调研中发现农村的家庭带际关系已经失衡，一种建立在理性计算基础上的、缺少亲情的代际关系逐步取代基于公平反馈原则的传统均衡代际关系。这种重视物质和经济交换的新型代际关系对农村家庭养老带来巨大的影响。因此,应该为老人特别是失能老人提供资源帮助,让老人有一定的经济自主性,增加和子女代际交换的筹码,以维持家庭代际关系的平衡和增加农村家庭养老的可持续性。②增加农村子女的资源支持,促进其家庭照护的能力和动力。现阶段为农村老人子女提供各种资源,增加其养老能力具有重要意义。如给子女提供照护者津贴、税收减免等经济支持,托管照料、家务帮助、心理辅导等支持性服务,照护者就业、子女教育、户籍随迁、社会参与支持等。对子女提供的多种资源,可以使子女有能力和意愿赡养老人,实现激励和导向的作用促进家庭养老的功能恢复和强化。

五、城镇家庭照护应对策略

虽然家庭照护的功能逐渐衰退,但社区照护服务功能并不完善,居家养老服务的内容和形式单一,对失能老人的照护服务远远不够。此外,养老服务机构中又缺少养护、医护型养老机构,公办养老机构数量少,民办养老机构价格高、服务差,针对失能老人的机构及其服务项目也远远不能满足需求,加上很多老人的思想观念还未改变,不认同家庭养老之外的养老方式。此外,参看国外养老服务的发展历程,国际社会养老呈现出回归家庭和社区的趋势。因此,目前来

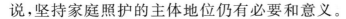

说,坚持家庭照护的主体地位仍有必要和意义。

(一)建立和完善相关的法律、政策和制度体系

　　健全的法律和制度是家庭照护发展的重要依据和规范。我国的长期照护体系尚未完全建立,主要的长期照护主体,家庭、社区和机构缺乏有效的引导,各自为政,无法发挥各自优势,造成家庭养老也陷入困境。政府应在社会福利政策、法律和规章等方面下功夫,制定和完善相关的政策法规。在法律层面,尽量建立和完善相关的法律、法规,将长期照护纳入法制化的轨道。在制度方面,建立适合我国国情的长效照护保险制定,规范老人高龄补贴制度和护理补贴制度,引导商业保险公司开发适合失能老人的商业保险项目。构筑多元化的贫困救助网络,保障家庭困难的失能老人的生活等。建立完善的长期照护体系,以家庭照护为基础,整合长期照护的社会资源,优势互补,使各个长期照护主体在发挥最大效用的同时,能保障家庭照护的发展,这样失能老人既能在家庭中享受天伦之乐,又能享受到家人无法提供的专业护理。

　　在政策层面,政府要加大对家庭照护的政策扶持力度,并对家庭照护施以各项优惠政策。如对支持失能老人生活的家属给予部分税收的优惠。家属为自己购买医疗或保健项目时,如果也包括老人或失能老人,那么项目能提供一定的优惠。对于与规定年龄的老人、特别是失能老人一同居住的年轻人,可以享受房价或税收优惠。或者没有共同居住,但与老人离得近,也可享有一定的住房补贴,并免除探望时的停车费等。

(二)落实资金保障

目前失能老人照护的成本主要由家庭来负担,但随着老龄化的加剧、失能老人的增多、长期照护的发展、社会保障及政策制度等的完善,这种家庭自付式筹资模式不可能长期持续下去。建立国家、企业、个人、社会多方分担的多元化资金筹集体系是发展趋势。首先是国家财政支持,部分医疗、养老方面的保障和补贴或其他福利项目由国家专项资金支持。其次是长期照护保险,分为社会性保险和商业性保险。社会性保险费用由国家、企业和个人按照一定的比例共同承担,商业性保险由个人自愿参加,国家给予一定的补贴。再次是个人自付,主要来自于长期照护保险的部分个人自付费用。最后是社会资金的有利支持,主要是非营利组织和私人资本,如社会工作机构、慈善组织、基金会、志愿者组织等。

(三)加强人力资源保障

广义上的人力资源包括了所有涉及老年长期照护的人,包括直接服务人员和间接服务人员。前者如社会工作者、医护人员、社区工作者、家庭照护者、护工、志愿者,后者如政策制定者、服务监管人员等;狭义的人力资源主要是指直接提供服务的人员,如社会工作者、医护人员和照护人员等。

首先,要大力培养照护服务人才。在人才培养上,可以在正规的教育体系中培养老年社会工作者及老年护理专业的学生。还要注意为已经工作的照护服务人员提供继续教育的机会,对他们进行知识的更新、补充及拓展,提高照护服务能力。在资格准入上,要进行专业的培训和资格认证,并对工作后的照护服务人才定期进行再考核和再培训,以保证照护服务的质量。在激励上,要提高从业人员的待遇和福利水平,解决其社会保障问题,并提高职业的地位和社会对此职业的尊重。对于表现突出的工作人员要给予一定的物质和(或)精神奖励,让工作人员从职业中获得满足感。

其次,要鼓励志愿者和非营利组织进入照护服务。国外的经验表明,良好的公民意识及志愿活动能大大降低社区服务管理的成本。我国志愿者及非营利组织的力量作为新兴的社会力量是强大的,鼓励他们进入养老服务行列,不仅能为政府减负,还能创新老年照护服务,促进老人照护服务的发展。对于志愿者及非营利组织如何进入老年长期照护服务,如何支持家庭照护的发展,还需要进一步探讨。对于长期照护或家庭照护中的需求与志愿者及非营利组织能提供的服务需要政府或相关部门来进行衔接,并对其开展的服务进行监管。

　　最后，还要发挥老人自身的作用。我国是一个老龄化问题较为严峻的国家，未来老年人口将占到我国总人口的 30%，其中有许多健康、低龄的老年人，他们作为人力资本的力量不可小视。发挥他们在老年照护服务中的作用，既能降低他们的无用感，又能为年轻人匀出时间和精力，还能节省服务成本，而且同为老人能够互相陪伴，也更有话题，更能理解对方。另外，参照时间银行模式建立"服务储蓄"制度，把低龄健康老人的服务像金钱一样储蓄起来，在其需要的时候可以换取同等或等量的服务。

第六章　失能老人社区照护

目前,我国初步构建了以居家为基础、社区为依托、机构为支撑的失能老人的长期照护体系,其中以居家为基础的家庭照护仍是目前最主要和应用最广泛的养老模式。但该长期照护体系也存在诸多问题。①家庭养老主要靠传统道德维持。中国自古以来深受儒家文化影响,"养儿防老"是中国最传统的家庭价值观和生活理念。对父母的孝心和责任感通过社会道德约束实现的,但仅依靠道德维系家庭的赡养功能本身决定了家庭养老的局限性。②家庭养老实施效果与子女的经济能力有关。若子女缺乏相应的物质条件,失能老人的基本生活也难以保障。③机构养老模式缺陷明显。经过20多年的发展,各地兴办的养老院、护理院、福利院、疗养院等机构在取得显著进步,是对家庭养老模式的有益补充,可在很大程度上缓解儿女照顾老人的生活压力。但养老机构多只接收能自理或正常生活的老人,无法满足失能老人长期照护问题。健康老人居家或机构养老,而失能老人则需要由相应的社区服务机构照料。目前我国现有的社区养老模式根据资源投入主体的不同可分为三种类型：①以社区居委会、街道为主的互助养老形式；②政府机关、民政部出资的社区养老形式；③以机关、企事业单位为主的单位福利养老形式，是极具中国特色的养老模式。

一、社区的定义与要素

德国学者 Tonnies 将社区定义为以家庭为基础的历史共同体，其是血缘共同体和地缘共同体的结合。美国学者 Coeppinger 认为社区是以地域为基础的实体，其是由正式或非正式的组织、机构或群体等社会系统组成，彼此依赖，行使社会功能。我国著名的社会学家费孝通对社区的定义是若干社会群体（家庭、氏族）或社会组织（机关、团体）聚集在某一地域里所形成的一个生活上相互关联的大集体。综上所述，社区是人们生活的基本区域，也是社会的基本构成单位，一般具有共同的地理环境、共同的文化、共同的利益、共同的问题及共同的需求等。我国的社区原则上是按行政区域来划分的，在城市是指街道、居委会，在农村是指乡、镇、村。社区又可划分为地域型社区（如街道、乡、镇、村）和功能型社区（如机关、企事业单位、军队等）。

构成社区的基本要素有人群、地域、生活服务设施、文化背景和管理机构等。一定数量和质量的人群是构成社区的主体,一定范围的地域是社区成员的活动场所,也是人群生存的必要条件。一定的生活服务设施是社区存在的物质基础,也是衡量社区发展程度的重要标志。特定的文化背景和生活方式是社区人群情感和心理上的认同感和对社区的归属感。特定的社会制度和相应的管理机构可以协调社会关系,维护社会生活秩序。

二、社区照护的定义

社区照护最早起源于 20 世纪 50 年代"反院舍化运动",当时"院舍服务"机构(如精神病院、儿童院、老人院等)对需要帮助的人进行"机构式的收容"。目前学界经常提到的社区照护主要包括在社区照护(care in the community)、由社区照护(care by the community)和为社区照护(care for the community)三种。苏珊·特斯特在《老年人社区照护的跨国比较》中提到,在英国和其他提倡社区照护的英语国家中,社区照护多是指通过非制度性的方式对老人进行照料和安排。社区照护政策的基本要点是对需要帮助的老人提供尽可能长期的照护。"社区照护"从国外引入我国后,政府机构、社会学家、社会工作者基于不同的动机对其概念有不同的理解。学术界一直对其概念的界定也有不同的看法。

目前学界认为社区照护的内涵可以分为三个层

次:最里层是"在社区照护",其是社区照护的最核心理念。是指受助者不用离开家庭和社区就可以享受来自社区的各项照护服务;中间层是"由社区照护"指明了社区照护服务的主要供给者。是指受助者享受的照护服务主要来自家人、亲友、邻居、社区居民、志愿者、社区机构等;最外层是"为社区照护",表明社区照护不是社区内部的封闭行为,更需要社会各方的资源共享和互动协调。具体是指服务提供者顺利开展照护工作的前提是接受专业机构和专业人员的指导和帮助。

总体来说,社区照护至少有以下含义:①老人不需脱离生活和熟悉的社区就可享受服务;②动员社区资源,运用社区支持体系开展服务。因此,有学者认为社区照护是专业性的社区工作者动员和调动社区资源,通过正式的和非正式的支持网络,联络社区内政府及非政府机构,以正式合法的社会服务机构和服务网络来为有需要的老人提供援助性服务。也有学者将社区照护定义为社区主导建立养老服务机构,接收社区没有生活自理能力或者不能完全自理的老人,并为其提供有偿的生活照料。

综合对社区照护的界定的不同定义,我们认为社区照护是指整合社区内的各种正式的和非正式的资源,在社区内为老人提供生活照料、医疗护理、精神慰藉和紧急救助等方面的服务。其中供给主体主要为居家养老服务中心、日间托管中心、社区卫生服务中心等;提供照护服务的人员主要是老人的自家人、亲友、邻居、志愿者和专业社会工作人员;服务的形式包括上门服务和集中服务,内容包括生活照料、医疗护理、精神慰藉等。

三、以社区为基础的健康照护

以社区为导向的基层医疗是失能老人社区照护的重要内容。依托社区卫生服务中心,依靠全科医生实施的以社区为基础的健康照护,是我国为解决人口老龄化,提高失能老人长期照护能力的有力举措。

以社区为导向的基层医疗服务模式,是指在基层医疗服务中将以个人为单位、治疗为目的的基层医疗与社区为单位、重视预防保健的社区医疗两者有机结合,重视影响社区人群健康的相关因素,把医疗照护的范围从单一的临床治疗扩大到社区层面来提供相应的照护。以社区为导向的基层医疗不仅重视社区内个体患者的临床服务质量,更关注社区人群的健康状况。将社区视为一个整体,了解社区的卫生状况及其影响因素,明确社区卫生服务的目标、内容、措施、检测与评价指标。

以社区为导向的基层医疗包含三个基本要素。①一个能够提供综合性、连续性、可及性卫生服务的基层医疗单位,如乡镇卫生院或社区卫生服务中心。

②目标人群,是指特定的社区或人群,目标社区可以是地域型社区或功能型社区。③相应的服务措施,是指确定解决社区主要健康问题的实施过程,包括确定社区和目标人群、社区卫生诊断、制订社区卫生计划和实施社区卫生干预及效果评估等。以社区为导向的基层医疗是将基层医疗实践与流行病学、社会医学有机结合,形成立足社区、服务社区居民的新型基层医疗模式。

四、社区卫生诊断

社区卫生诊断是运用社会学和流行病学的研究方法,发现和分析社区主要健康问题及其影响因素,并对有关社区卫生服务的供给与利用情况进行分析,评价社区资源现状,提出优先干预项目,为科学的制订社区卫生服务工作规划提供依据。

社区卫生诊断是科学制订社区卫生服务计划、组织社区预防保健的前提。要提供良好的社区卫生服务必须有一个正确、完整的社区卫生诊断,才可了解社区的健康问题和需求,制订出有效的卫生服务计划。

社区卫生诊断以社区人群为对象,通过走访,结合各种资料,应用定性和定量的方法实施调查,经过科学的分析、综合和归纳,对人群的主要健康问题、影响因素以及处理策略提出建议。在开展社区卫生诊断之前,必须要掌握大量的资料,如生命统计、健康问题、家庭结构、生活周期等,同时还要了解社区卫生服务工作目标和计划,确定优先提供的卫生服务和重点对象。在计划实施后需进行效果评价,了解计划的有效性,然后再进行新一轮的社区卫生诊断,提出新的社区卫生服务工作计划。

社区卫生诊断的目的是了解社区人口、社区与自然环境的特征、社区资源状况和社区解决卫生问题的能力;掌握社区健康问题及其影响因素;明确社区居民的卫生服务需求及卫生服务的供给和利用、社区需要优先解决的卫生问题及其影响因素。社区卫生诊断是社区卫生服务工作的重要环节和制订社区卫生干预计划的主要依据。

社区卫生诊断不仅为制订干预计划、评价干预效果提供基本资料,也为政府和卫生行政部门制订社区卫生相关政策、配置卫生资源提供重要依据。社区卫生诊断对促进社区卫生服务可持续发展,构建新型城市卫生服务体系,推进公共卫生服务均等化,提高社区居民健康水平等均具有重要意义。

五、社区康复

失能老人在社区照护下,以实现养老、生活照料等目标,与社区康复服务是否及时和得当密切相关。

康复医学是一门研究残疾人及患者康复的医学

应用学科,其目的在于通过物理疗法、运动疗法、日常生活锻炼、技能训练、言语训练和心理咨询等多种手段使失能者得到一定程度的恢复,使身体残留部分的功能得到充分发挥,达到最大可能的生活自理。康复医学主要面向慢性病和伤残者,它强调功能上的康复,而且是整体功能的康复,使患者不但在身体上,而且在精神上和心理上得到康复。它的着眼点不仅在于保存伤残者的生命,而且还要尽量恢复其功能,提高其生活质量。

社区康复也称为基层康复,是指在社区即城市的街道,农村的乡、村的层面上采取的康复措施。这些措施要求充分利用和依靠社区的人力资源,包括残疾人自身、家属和所在社区的力量进行残疾的预防和康复,尤其对功能障碍患者提供基层医院所具备的康复医疗方法,鼓励指导患者进行医院外康复训练。这些措施至少可降低残疾者的经济负担,对缓和城市医院住院量的压力有着重要的现实意义。社区康复是医院治疗的延续,也是伤病早期康复治疗的延续。

社区康复是一种在社区对各类残疾人及其他康复对象实施包括医疗、社会、职业、教育和心理在内的综合服务。在全面康复的工作中,医疗康复是基础,社区康复是为各类失能者全面康复铺平回归之路的最终目标和手段。随着我国人口数量的增长、人均寿命的延长,失能老人、慢性病者等在社会人口中所占比例越来越大,加上人们更加重视生活质量的提高,社会对康复服务的需求也越来越大。社区康复强调调动社会各个方面,包括失能者及其家属的积极参与,非常适合中国国情,在家庭伦理、社会意识和经济生活方面都有好处。而且社区康复是"促进医疗卫生服务模式转变的重要举措,是建立分级诊疗模式的基本保障"。有利于优化医疗卫生资源配置、形成基层医疗卫生机构与城市医院合理分工的诊疗模式;有利于为群众提供连续协调、方便可及的基本医疗卫生服务,缓解"看病难,看病贵"的状况;让真正的失能老人得到及时救治;有利于降低疾病经济成本。

(一) 社区康复工作内容

1. **躯体功能评定**　包括关节活动功能评定、肌力评定、上下肢功能评定、步态分析、神经电生理评定、痉挛与迟缓评定、感觉与知觉功能评定、协调与平衡功能评定、姿势反射与原始反射评定、日常生活活动能力评定、上下肢穿戴假肢或矫形器的功能评定、穿戴脊柱矫形器能力的评定等。

2. **神经心理功能评定**　包括情绪评定、残疾后心理状态评定、疼痛的评定、失用症和失认症的评定、痴呆评定、非痴呆性认知障碍(注意力、记忆、思维)的评定、人格评定等。

3. **语言及认知功能评定**　包括失语症评定、构音障碍评定、语言失用评定、语言错乱评定、痴呆性语言评定、言语发育迟缓评定、吞咽功能评定、听力评定和发音功能的仪器评定等。

4. 社会功能评定　包括社会生活能力评定、质量评定、就业能力的医学评定等。

以上康复评定一般由治疗师根据患者的情况在社区康复机构完成,有些不能进行的评定项目,可由转来失能老人的医院康复学科完成,详细周到的康复评定是康复治疗的开始,并根据评定结果确定康复目标和制订康复治疗计划。

(二)社区康复的原则

(1)社区康复服务目的是通过功能训练达到全面康复,最终目标是要实现融入社会、提高生活质量,需要多部门、多组织、多种力量共同参与。

(2)社区康复以社区失能者康复需求为导向提供康复服务。社区康复应该纳入当地经济与社会发展计划和两个文明建设之中,充分利用社区内部资源,失能者及其亲友要主动参与、积极配合,根据社区失能者的康复问题针对性开展健康教育。

(3)加强康复资源的有效利用,提高服务质量,走低水平、广覆盖、低投入、高效益的可持续发展道路。

(4)因地制宜采取适合地区的社区康复服务方法。

(5)康复技术易懂、易学、易会。

(6)康复对象主动参与。

六、中国式社区养老模式

中国老龄化人口的急剧增多,大量的照料服务需求对传统的家庭养老方式或者养老院等机构养老方式提出巨大挑战。

(一)家庭养老模式存在的问题

在我国,家庭养老一直是赡养老人的主流模式。中国自古以来深受儒家文化影响,"养儿防老"是中国最传统的家庭价值观和生活理念。赡养老人被认为是家庭和子女的传统美德和责任。《中华人民共和国老年人权益保障法》明确规定了子女有赡养老人的义务,力图通过法律强化传统文化的力量。但不可否认的是近年来我国家庭养老功能有明显甚至是不可逆转的减弱趋势。随着经济发展和社会转型,家庭结构呈现典型的倒金字塔形态,规模趋于小型化和核心化。加之城镇化进程推进,人口城乡流动速度加快,代际分离现象严重及居住模式的变迁,在很大程度上造成家庭照料"失灵"和支持功能"缺位"。

(二)机构养老模式存在的问题

经过20多年的发展,各地兴办的养老院、护理院、福利院、疗养院等机构取得显著进步,对家庭养老模式提供了有益补充,可在很大程度上缓解儿女照顾老人的生活压力,但同时也暴露出很多不足。如养老机构大多只接收能自理或正常生活的老人,无法满足失能老人长期照护问题。此外，费用比较高昂，也限制了老人特别是失能老人的入住。

(三)我国社区养老主要模式

社区养老在我国按照资源投入主体主要分为三种形式：①以民政部为主的政府资助社区养老形式：如"星光计划"；②以社区居委会、街道为主的互助养老形式：如家庭养老院和无围墙养老院等；③以机关、企事业单位为主的单位福利养老形式：由老人原来工作的机关、企业或事业单位养老，是计划经济时代遗留下来的颇具中国特色的养老模式。

七、失能老人社区照护的主体构成

社区照护的供给主体构成主要是居家养老服务中心、日间托管中心、社区卫生服务中心和志愿者四个方面。

(一)居家养老服务中心

社区通过选拔、招标等不同方式把服务质量高、信誉好、实力强的具有社会养老服务、家政服务、医疗卫生、文化、餐饮等功能的机构引入社区，作为承担社区居家养老服务和政府购买服务的定点单位。这些机构按照市场化方法运作，以老人的基本生活需求为重点，为社区老人提供助餐、助洁、助浴、助医、助行、助急等服务，同时兼顾老人的其他需求，提供文化娱乐、学习、聊天、咨询、代购代办等服务。这些服务不是无偿的,而是根据服务内容和老人的经济状况,按照不同的标准收费。如对城乡低保家庭老人实行优惠服务,但对有稳定收入且经济情况较好的老人则按市场价格收费。我们的调查发现广州大部分社区都建立了这种居家养老服务中心,通过上门服务为社区老年人提供服务,但以满足基本生活需要为主要服务内容。各个社区的中心规模普遍不大,其中部分社区居家养老服务中心占地面积仅有几十平方米,却要承担整个社区几十位老人的上门服务工作。值得关注的是部分中心的餐饮部门卫生状况欠佳,饭菜花样少。

(二)日间托管中心

大部分社区都依托社区居家养老服务中心建立了小型的社区老人日间托管中心,提供社区老人活动、日间服务、中午就餐等服务。工作较忙的家庭子女可在上班时间将老人安置在日间托管中心,由社区服务人员提供综合性服务。日间托管中心除了提供基本生活照料外,还多放置了电视、电脑、书籍杂志和其他娱乐设施供老人消遣娱乐。研究发现将老人安置在日间托管中心,可以减轻照护者的照护压力,还可以使老人有机会和其他老人年进行交流而减轻孤独。此外,一些比较有特色的社区在日托中心设立了家庭病床,可为老人提供简单的医疗护理服务,利于老人的检查和治疗。

（三）社区卫生服务中心

发达国家几十年的实践表明社区卫生服务可以为老人，特别是失能老人提供有效的卫生保健服务。社区卫生服务中心为老人提供了集医疗预防、保健康复为一体的便捷就近的基本医疗卫生服务，是适合老人医疗卫生服务的方式。研究表明其关注社居民民健康状况，强调家庭医学和健康教育促进为主的服务方式，不仅提高老年卫生服务的公平性和效率，更可在控制医疗费用增长和提高居民健康水平方面发挥重要作用。我们的调查发现，广州市按照相关政策的要求，在所有街道都建立了规模不等的社区卫生服务中心，为老人开展小型规模的保健、健康咨询等服务。部分条件较好的社区中心还为老人建立了健康档案以全面了解社区老人的身体状况。但值得关注的是社区的卫生服务中心医疗设备普遍比较简单，药物的种类较少，工作人员医疗护理水平较低且服务态度不好。

（四）志愿者

我们的调查发现大部分社区组建了热心社区公益事业且能提供自愿服务的志愿者队伍，根据失能老人的具体情况提供较为系统、专业化的个性化服务。如大学生、社会爱心人士等志愿者利用业余时间到社区陪老人聊天、排忧解难，提供精神慰藉等服务。但我们在访谈中也发现志愿者组织管理比较松散，服务

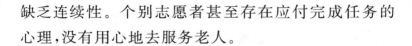

缺乏连续性。个别志愿者甚至存在应付完成任务的心理，没有用心地去服务老人。

八、社区照护服务的建议

(一)实施积极应对老龄化的基本国策

目前中国已进入老龄化的社会，且属于典型的未富先老。面对老年人口规模特别是失能老年人口规模迅速增长的形势，在制定老龄化国策的时候应充分考虑成本的问题。低成本应对人口老龄化最有效的途径就是全民改变不良生活方式，把疾病、失能等耗费医疗和照料服务资源的压力降到最低。与此同时，还可在很大程度上提高全民的生活水平和生活质量。

(二)构建社区长期照护服务体系是根本出路

中国已处于老龄社会，且是世界上失能老年人口最多的国家。国内有关部门和学者提出大力发展居家养老服务，让老人尽可能在家颐养天年。但实践告诉我们难以仅依赖家庭养老模式解决失能老年人的生活问题。①失能老人需要 24 小时服务，但家庭成员精力和时间有限，无法保证失能老人的 24 小时全天服务；②居家养老多缺乏照护失能老人的专业设备和条件，雇佣的家政服务人员（保姆）缺乏专业培训，也无法提供系统的专项服务；③居家养老服务不经济，其成本比社区服务机构高，家庭生活负担加重。提示我们居家养老只适合于健康老人，而无法满足失能老人的需要,失能老人更需要由相应的社区服务机构照料。因此,从制度上解决这一问题,就是要建立符合实际的社区长期照护服务体系。主要措施包括:建立组织和相应的管理和监督机构,负责统筹规划和指导失能老人长期照护服务相关工作;借鉴国外社会保险在老年照料服务方面的经验,建立适合我国国情的失能老人照顾保险制度,完善我国老年社会保障体系;鼓励社会力量兴办养老社会服务机构,特别是兴办失能老人专业服务机构,提供相应的专业化、规范化的长期照料服务。

(三)从国情出发,循序渐进,完成向社区转型

专业性的"社区+居家"养老模式是一种由社区为主导的机构服务。该模式使老人在熟悉的社区环境就可接受照护服务。此外,社区提供失能老人服务所需投资较少,更加利于促进社区服务资源的合理利用和保证服务质量。因此,应该以社区为中心而不是以单位为中心构建照护服务网络。如鼓励在社区办老人照护机构以发挥其中心辐射作用,而不是去建设风景秀丽、空气新鲜,但远离社区、交通不便的养老机构。发达国家在完善失能老人服务机制的过程中均把社区长期照护模式放在优先发展地位。我国家庭结构呈现典型的倒金字塔形态,规模趋于小型化和核心化,决定了社区照料是失能老人照护模式的必然选择。应从国情出发,逐步完善。

(四)建立失能老年人口照护保险等制度

以日本为代表的国家把社会保险原理应用于老年照护取得较好的照护效果。建议我国尽快展开建立老年照护保险制度的可行性研究,完善我国的老年生活保障体系。

(五)社区养老服务专业化、规范化、标准化

社区照料失能老人不同于一般的养老服务,其难度大,专业性强,要求照护者具备一定的医疗、护理、康复、心理等方面的知识和综合服务能力。美国专业社区服务工作者都受过系统护理训练,按岗位不同可分为注册护士、实习护士、个人照料助理、护士助理、家务工作者、职业理疗师、社会工作者等,且均在医生指导和监督下工作。目前,我国相关人员紧缺,无法满足需求。因此,在发展社区照护事业过程中,应重点培养社区照料人员,以专业人员护理为主,辅以社区医生指导,解决老年疾病患者医疗康复和生活照护问题。有学者在上海静安寺街道扶持创建的社会组织"青凤老年生活护理服务社"里调研发现,700多名居家养老服务人员大多为外来中年妇女,教育程度低,难以胜任工作。为建设专业化的队伍,街道挑选一批年轻、文化程度较高的居家养老服务员,接受"1+X"式(1是指医护基础知识,X指某种疾病的初级专业护理技能,涉及疾病范围包括老人常见的脑卒中后遗症、癌症、失智、骨折骨松、心肺疾病、糖尿病

等)培训。培训内容包括基础知识和实际操作。培训结束后接受考核,合格者颁发"居家保健员"证书。"居家保健员"为高龄独居老人提供优先服务,使失能老人获得优质照护。此外,我们还可以参照香港地区设立离院患者家居照顾员和注册保健员的成功做法,建立居家保健员专业岗位,填补内地居家照护医护人才的空缺。

目前,国内沿海发达地区初步建立了城市、区县、街镇三级居家养老服务中心和社区助老服务社,初步构建了覆盖面广的"社区居家养老服务三级网络",并在运行过程中逐渐标准化和规范化。如 2010 年 2 月,上海率先在全国先行试点"社区居家养老服务规范",该规范中明确服务流程、服务内容、服务人员上岗资质。其中明确规定:服务机构必须向老人和家属公开"服务信息",包括执业证照、服务项目、收费标准、操作流程、服务承诺和投诉方式。执业规范可有效保障居家养老服务的专业化和标准化。

(六)大力发展与社区卫生服务紧密结合的社区长期照料服务体系

社区卫生服务介入失能老人长期照护具有巨大的优势。①社区居民流动性低,与社区医生比较熟悉,对社区医生具有一定的依赖性和信任。社区医生可以更好地执行以人为本的服务理念,提供系统、连续、综合的卫生服务。我们的调查发现大部分社区医生可以站在患者的角度上提供服务,降低老人的长期护理费用,并可使居民享受较好的医疗服务。②社区卫生机构主要从事常见病、多发病、普通病的诊治和日常健康维护,社区居民可以通过多种渠道获得相关的知识和经验,具有一定的选择能力,可以有效克服医疗市场垄断及医生诱导需求带来的高消费问题。③社区卫生组织对行动不便的老人可以提供上门服务,开展家庭病床,解决老年人"看病难"的问题。④社区卫生组织通过建立健康档案,基本掌握辖区内居民患病率及主要疾病,可针对性开展疾病预防健康教育和实施防治措施。⑤社区居民在本社区就医可享受免除挂号费、诊疗费,且医疗费用由社区卫生组织直接减免后结付。

虽然近年来社区照顾模式在城市地区已逐步开展并取得一定的效果,正逐渐成为一种重要的养老模式。但在广大农村地区,由于没有成熟的社区环境,加上经济能力限制,尚未有效开展社区养老。失能老人的照顾在农村地区更是一个严峻的课题。

第七章　失能老人养老院照护

在《养老机构设立许可办法》中，养老机构指为老年人提供集中居住和照料服务的机构，包括民办养老机构和公办养老机构。按照《苏州市民办养老机构管理办法》的定义，民办养老机构是指国家机构以外的社会组织或个人举办的，为老年人提供住养、生活照料、康复护理等养老服务的机构，而公办养老机构则是指国家机构兴建的养老服务机构，包括社会福利院和敬老院。

《中华人民共和国行业标准——老年人社会福利机构基本规范》明确指出，老年社会福利院指由国家出资举办、管理的综合接待"三无"老人、自理老人、介助老人、介护老人安度晚年而设置的社会养老服务机构。敬老院则是指在农村乡（镇）、村设置的供养"三无"（无法定扶养义务人，或者虽有法定扶养义务人，但是扶养义务人无扶养能力的；无劳动能力的；无生活来源的）"五保"（吃、穿、住、医、葬）老人和接待社会上的老年人安度晚年的社会养老服务机构。传统的养老机构和目前大部分养老机构在失能老人照护方面服务理念落后、服务人员缺乏、运营资金匮乏,较多注重失能老人的共性需求,忽视失能老人最重要的心理需求,无法满足失能老人照护需要,甚至造成失能老人严重的心理问题,迫切需要心理或社会工作者介入。

一、失能老人养老院照护现状

目前,我国失能老人的长期照护体系以居家为基础、社区为依托、机构为支撑。其中,机构养老是我国养老服务业中重要的一环,也是为失能老人提供长期照料服务的重要承担者。2012 年我国老年人服务机构约 4 万家。现阶段,我国养老机构分类标准不明晰,主要体现在:公办养老机构、民办养老机构的定位不准和养老机构的划分不明确。在两类机构的接收对象上,由于公办养老机构的政策扶持力度大、收费较低、养护条件较好,服务对象应以经济困难的失能老人为主,而民办养老机构可以完全按照市场化的原则,既可接收健康老人,也可接收有一定支付能力的失能老人。但是,由于公办养老机构和民办养老机构的责任不明晰,在公办养老机构中,健康老人挤占了失能老人的床位,而民办养老机构没有充分发挥对健康老人的分流,以及接收一定数量失能老人的作用,造成了失能老人无法入住养老机构、护理服务供给短缺等。

总体来说，我国各地兴办的一些养老院、护理院、福利院、疗养院等机构经过 20 多年的发展，已成为家庭养老模式的有效补充手段，可在很大程度上缓解儿女照顾老人的生活压力。但养老机构一般只接收能自理或正常生活的老人，在长期照护失能老人时常暴露出很多不足，如缺乏相应的护理经验和专业医疗设施等。

目前很多失能老人的"护理员"就是自己的配偶，而配偶也多年老多病，也有失能的那一天，到时该怎么办呢？照顾失能老人工作量大，易于出现意外，造成大多数养老院不愿接收失能老人，而子女普遍缺乏照护知识和技能。因此，若有"医养融合"模式的新型养老院可以解决上述问题。"医养融合"模式的新型养老院致力于创新养老模式，为老人提供全方位服务，实现老有所养、老有所医、老有所乐、老有所为，并创造条件为老人营造老有所学的机会。对失能老人，"医养融合"模式的新型养老院可以提供恢复治疗、护理和康复训练工作。

而对于是否将老人送至养老院，这是一个智者见智的问题。有学者认为每个老人都有一个原生的生活环境，身边有配偶和子女联系着亲情，有一起生活过的朋友支持着友情，生活过的街道和小区承载着生活的记忆。当老人被送到养老院后，老人离开了原生的生活环境，身边没有配偶、子女和朋友，也不见了街坊邻里,易于感受到孤独和无助。由于自身及外部等诸多因素的限制,在机构养老的失能老人长期处在一种"弱权"或"无权"的状态,表现为生理功能衰弱,对死亡的恐惧感加大;养老院生活被动,存在感和归属感缺乏;人际关系弱化,非正式支持网络减弱而导致对机构的过度依赖;养老院生活相对闭塞,社会参与度不高,社会角色和地位降低。而且对于失能老人存在城市与乡镇的差别。城市养老院普遍条件较好,具备比较完善的医疗和护理照护功能,特别是"医养融合"模式的新型养老院更是为老人提供全方位服务,实现老有所养、老有所医、老有所乐、老有所为,并创造条件为老人营造老有所学的机会。乡镇养老院则设施和医疗护理条件要差很远,不仅影响服务质量和水平,更难以应对快速老龄化、高龄化的严峻形势。

随着经济发展和社会转型,家庭结构呈现倒金字塔形态,规模趋于小型化和核心化,传统的家庭照料和养护功能逐渐弱化。加之城镇化进程推进,人口城乡流动速度加快,代际分离现象严重,以及居住模式的变迁,在很大程度上造成家庭照料"失灵"和支持功能"缺位"。有研究显示,失能老人愿意入住养老机构的人数和比例正在提高,可能也与家庭照料"失灵"和支持功能"缺位"有关,但同时也对养老机构的专业性和功能性提出了更高的要求。

我国老年人服务机构约 4 万家,但我们的调查发现机构养老供求发生"错位"。①专业的养老机构普遍以接收健康老人为主,造成完全失能老人难以获得专业机构的养老服务。②公立养老机构与民办养老机构存在不平等竞争,严重限制了民办养老机构的盈利能力与发展空间。③养老机构的档次结构扭曲严重。高端养老机构的床位多但空置率偏高。目前来看,我国失能老人长期照护服务供给仍以家庭为主,部分社区和养老机构虽在养老服务中开设失能老人照护项目,但因成本高、专业人员不足、设施不完备、抗风险能力弱等因素,无法满足失能老人的需要。失能老人因健康状态层次差异、生活照顾能力弱化和养老方式不同,对长期照护服务需求内容也呈现复杂性和多元化特征,如生活照料、医疗护理、康复保健、精神慰藉等。因此,迫切需要大量专业护理型的养老机构,但值得注意的是大多数养老服务机构并不具有这种服务能力。综上所述,我国老年人长期护理服务体系"安全网"远未建立起来,长期照护需求已经成为重大的社会风险。

国务院在《社会养老服务体系建设规划(2011—2015 年)》中指出,"十二五"期间新增各类养老床位342 万张,政府将重点投资兴建和鼓励社会资本兴办具有长期医疗护理、康复促进、临终关怀等功能的养老机构,实行"公建民营"、"公办民助"的鼓励措施,与此同时,发挥公办和民办养老机构在失能老人照护方面的作用。

结合马斯洛需求层次理论,根据失能老人的生理特殊性可知,对失能老人的长期照护首先应该满足衣食住行等方面的需求,其次是在康复护理、精神慰藉和社会交往等方面的需求。我们的调查和国内大量调研均发现部分养老机构连失能老人最基本的生理需求都无法满足,更别说满足失能老人更高层次的精神慰藉等方面的需求。部分实力较强的养老机构,如某些大型的公办养老机构,确实可以满足失能老人的生理需求,可是在精神慰藉、社会交往、临终关怀等方面的表现却难以令人满意,造成很多失能老人抱着"活一天算一天",甚至等死的心态生活,严重影响失能老人的生活质量。

二、农村失能老人的养老院照护

城乡差距的持续扩大使得城乡失能老人的生活质量有了较为明显的差距。总体来说,我国农村失能老人的比例高于城市失能老人,但农村失能老人受到的关注和拥有的资源比城市失能老人少很多。与城市正逐步建立集家庭、社区和养老机构为一体的社会化老年服务体系不同,农村地区对失能老人的照护仍是以子女为基础的传统家庭照护为主。同时由于农村劳动力向城镇的流动致使家庭功能持续弱化,农村失能老人的生活照护问题更加凸显。虽然各种农村养老机构正在逐步建立，但由于经济贫困与福利不足，对农村老人，特别是失能老人的接受度仍然很低，农村的失能老人已经成为社会中最弱势的群体之一。我们应该关注这一群体，促进政府积极提供社会保障政策，建设农村失能老人社会服务体系。同时强调农村失能老人的照护不能仅限于家庭，要积极动员各方力量参与农村失能老人社会服务体系，政府、市场、社区、家庭、社会组织等各方应共同配合以构建一个较为完善的农村失能老人照护体系。

2011年，姚成林通过对我国大量的农村养老模式进行调查后发现，当前农村养老状况不容乐观。大部分还是传统的家庭养老模式（占78%），进入养老院的老人仅占10%，还有7%老人依靠土地养老，5%的老人靠集体养老。更值得关注的是完全失能老人基本都是家庭养老。个人养老的方式是我国一种主要的养老方式，通常老年人利用自己一辈子的积蓄度过晚年时光。研究同时发现"养儿防老"的传统思想已经被很多的年轻人抛弃，老人们根本指望不上子孙的养老，所以平时省吃俭用，以备生病和养老所需。近几年来，物价上涨，医药费用不断上涨，再加上农民收入的降低，使得农村老人的储蓄不断缩水，微不足道的积蓄很难维持晚年生活，更谈不上晚年幸福。家庭养老是我国现阶段农村和城市主要的养老方式，我国的法律也规定子女有赡养父母的义务，这与我国当前的生产力水平相一致。通过家庭模式对老人进行护理和照顾,既能让老人心情舒畅,也能减轻社会的压力,是一种切实可行的养老方式。但是随着经济的快速发展,社会流动性增大,农村很多青壮年都外出打工,传统的家庭养老模式正被颠覆。很多失能老人的子女都常年在外地打工,家中空巢老人无人照顾,急需新的养老模式的出现。我国学者曹洪欣建议农村广大农民可以用土地的使用权换取晚年生活的幸福,也被称为土地养老。对无儿无女的五保老人可通过集体进行养老。建议国家扩大这种集体养老模式,减轻家庭负担。集体经济比较发达的乡镇或村,可从集体基金中列支养老基金以完善农村老年人的养老结构。该养老方式的前提是集体经济要有雄厚的实力,可在经济和物质上为老人提供帮助。我国经济地域发展不平衡,经济发达的沿海城市,集体经济的实力非常雄厚,对当地的老人具有养老的功能。西部地区的经济发展相对落后,集体内资金匮乏,就无法为老人提供优越的物质条件。建议国家平衡地域之间的差异,实行社会养老的方式,由国家统一对地域差异进行补助。

家庭养老、社区养老和机构养老是当前最主要的三种养老模式,也构成了我国多层次的养老体系。家庭养老在我国历史悠久,根深蒂固,但随着社会发展、人口流动性增加,青壮年劳动力大量外出务工,家庭养老的功能不断弱化并衍生出留守老人等社会问题。子女在家尽孝则工作机会匮乏,收入拮据,外出务工则无法照顾年迈父母,陷入两难境地。加之农村社区养老服务和养老服务机构严重短缺,造成农村养老陷入困局,更何况农村老人主观上也不愿意在机构养老。有学者调查发现仅有 14.19% 的老人有意愿在机构养老(更值得关注的是 86% 的行政村没有任何养老机构),而近 85.81% 的老人表示不愿意在机构养老。

农村老人不愿意参加机构养老的原因主要与家庭因素有关。其中子女不同意入住机构养老的占四成,舍不得离开子女占近两成,经济条件不够或不具有入住资格等各占了近一成。农村老人正在承受的空巢困境和养老难题可以说是城镇化进程中的必然产物,也是农村劳动力快速转移时,劳动力在增加经济收入与安置妥当家庭两方面博弈中矛盾选择的产物。我们的调研同时发现农村整体传统赡养模式思想较为根深蒂固的情况下,大部分老人和老人子女对进入机构养老比较排斥。另一方面,值得注意的是,有 9.1% 的老人表示是因为不具有入住资格才没有参加机构养老。不具有入住资格主要有两种原因:①我国农村实行的五保供养制度为年老残疾的老人提供生活照顾和物质帮助,享受集中供养的老人可以入住乡镇敬老院,但享受供养的老人必须符合"三无"

条件,即无劳动能力、无生活来源又无法定赡养、扶养义务人或法定赡养、扶养义务人没有赡养、扶养能力。②一些民办养老院为了防范经营风险,不愿接受重度失能的老人入住。硬性的"养老资格"认定让一些子女不孝或是子女远在异地基本不回老家的老人陷入了较为尴尬的境地。在农村,要改进敬老院的房屋设施,规范农村养老机构的发展。对于农村失能老人护理服务,可以通过新农合定点医疗或敬老院与卫生院两院一体的方式来增加敬老院的康复护理服务功能。此外,政府可以通过补贴的形式,鼓励农村的剩余劳动力在照顾自家的失能老人之外,能够深入敬老院,照顾其他失能老人,并拨专项资金对其进行护理培训。

2011年凌文豪指出,由于缺乏长期护理设施和人员、医疗机构等公共资源配置严重不足、社会养老服务业发展滞后、养老服务机构价格高等原因使农村失能老人长期照护陷入困境。黄敏等指出,农村现行的保障体系以家庭保障为主,农村社会保障组织与制度缺位,保障的总体水平低且缺乏可持续性,故导致农村养老照护问题日益严重。吴蓓在研究中发现,照顾和护理老人的专业人才严重短缺,另外缺少监管机构,或者监管措施严重虚设,造成老人的护理水平很差。我国农村老人养老面临的问题很多,很多学者进行了很多的理论研究并提出了不少建议和对策,但却无法执行。如 2009 年董文勇等指出，今后养老模式发展的方向就是社会养老代替家庭养老。国家应加大对社会养老的扶持力度，限定社会养老的服务价格，不能让养老的成本高于家庭的收入，成为家庭沉重的负担。在具体操作层面上，凌文豪认为养老不是个人或者家庭的责任。要形成家庭为主，社区和养老机构互为补充的赡养模式，再加上专业人员和社会义工等，形成一个专业的、持续的养老机制。杨团建议构建一个长效的农村养老模式，完善农村老人的医疗护理设施，建立老人公寓，让适龄老人都能够入驻。加大照护专业人才培养，为当地的农村养老提供人才。

(一)农村地区养老机构的主要形式和存在问题

我国农村地区的养老机构主要的形式有农村敬老院、五保之家、农村日间照料中心和社会福利院。专业的养老机构可以为失能老人提供全天候的专业照护服务。在服务内容上，养老机构除了日常生活照料外，还应对失能老人进行专业的医疗护理和心理疏导，减轻老人身心痛苦。但是由于各种原因，农村养老机构仍存在各种问题：

1. 入住对象选择方面　超过 40% 的农村养老机构表示只接收基本生活能够自理的老人，只有不足三成的农村养老机构能够接收入住失能老人。但不设限制条件的养老机构多为民办或者商业性质的养老

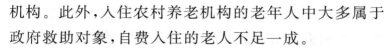

机构。此外,入住农村养老机构的老年人中大多属于政府救助对象,自费入住的老人不足一成。

2. **养老机构的设施条件方面**　从数量上看,我国各类养老机构总数为 3.8 万个,养老床位共 120.5 万张,平均养老机构床位数仅为 8.6 张/千人,与发达国家平均每千名老人占有 50～70 张养老床位的水平相差太远。

3. **医护条件方面**　仅有 41.7% 的农村五保供养机构配有医疗室,而配有康复理疗室的机构更是不足两成。农村地区的养老机构中有专业医护人员的不到 40%,而在专业医生的配备上更是有超过 50% 的养老机构是空白。此外,在日常生活起居的照料、心理辅导,以及精神慰藉等许多老年服务方面也都存在缺失或发展缓慢的问题,无法有效满足农村失能老人日益增长的需求。

4. **照护服务专业化程度方面**　仅有四成的农村养老机构表示能够提供专业护理服务。经过护理及其他系统专业训练的护理人员不超过 30%,取得养老护理员资格等相关证书的专业护理人员不足 1/3。特别值得注意的是,当养老机构收住的普通老人逐渐失能后,大部分养老机构会继续让失能的老人住在机构当中并提供相应的照料服务,但也有少部分养老机构要求甚至驱赶失能老人退出机构。

由于农村失能老人多为留守老人,生活于"空巢家庭",且农村社区缺少必需的社会服务条件,其生存质量普遍低于养老机构中的五保户失能老人的生存现状。从整体来看,在衡量失能老人生存质量的膳食、起居、环境、医疗、康复和精神慰藉六个方面,被调查的养老机构中的失能老人不管是从满意度还是从接受的服务质量上都要优于居家失能老人。我国工业化、城镇化速度的加快引导着农村青壮年劳动力迅速、持久地流往城市,家庭养老照护功能持续弱化。同时农村社区服务体系建设基础薄弱,无论是家庭还是集体都无力提供有效的失能老人看护服务,因而出现了居家养老失能老人的生活质量和满意度比原本是最困难群体的五保老人还要低。政府在加快推进农村社区养老服务体系建设的同时,当务之急要出台积极的政策,汇集政府、社会、家庭的力量,通过养老机构养老服务的提供缓解留守失能老人的生存质量低的问题。着重强调机构养老对提高失能老人生存质量的必要性,强调农村养老机构建设的目的是为了解决留守失能老人的生存问题和提高其生存质量,以图在农村现有养老方式的基础上,政府、家庭、社区以及社会力量共同努力,通过加大对养老机构这一载体的投入来有效提高农村失能老人的生存质量。

(二)农村地区养老机构与居家养老的对比

研究发现农村地区养老机构失能老人比居家失能老人生活质量要高这一现象,究其缘由,可以归结为以下几点：

1. 日常生活有专人照料　在传统勤俭节约的文化背景及农村地区物质生活水平普遍不高的情况下，老人就算在家养老也会尽可能节约，这一点在日常生活上尤为明显。虽然居家老人的饮食质量及居住环境随着经济条件的不同而有所变化，但是总体来说，仍以简单、节俭为主。养老机构的膳食标准和居住环境随着费用的不同而变化。故两者在标准上大致持平。但对于失能老人来说，行动不便、部分日常生活无法自理才是他们面对的最大的困难。养老机构在这一点上所提供的服务远远多于老人在家庭中所得到的照顾。基本上，所有养老机构都会为老人提供饮食，收费标准较高的养老机构还会特别注意饮食的营养搭配以满足失能老人的特殊需求。老人无需自己动手准备饭食，减轻了一个大的负担。而且养老机构会有专人定期为老人清理卫生，免去了失能老人行动不便还要做家务的麻烦。在生活质量持平的情况下，有专人照料的日常生活免除了失能老人很大一部分麻烦，也减少了在做家务中可能出现的隐患，还减少了失能老人因自己无法照料好自己而产生心理问题的机会。这对提高失能老人的生活质量十分有效。

2. 医疗和康复的专业性更强　绝大多数失能老人都患有慢性疾病，身体状况较差，生病吃药是常事。目前农村地区因为没有形成社区，不会有社区医生上门为其服务，医院也没有提供上门治疗这一服务，故除了有专人照料的失能老人外，一般的居家失能老人生病只能去医院治疗。因为子女工作忙，无法时刻陪伴在身边，如果是小病老人就自己去医院或者等子女回来以后陪同去医院。但突发大病时，如果老人因行动不便无法及时通知亲属，就很有可能因为病情发现不及时而产生生命危险。而且就算到了医院，老人也经常只能独自住院无人陪同。

在这一点上，养老机构一般离医院较近，送治比较方便，且机构一般都跟医院达成相关协议，如有老人不适，会有医生上门为其诊治。条件较好的养老机构一般都设有警报装置，如果老人发生意外可以及时通知护工。一般的养老机构因为都是两位老人共同居住，也能及时发现异常，将延误病情产生危险的概率有效降低。而且就算老人被送去医院，也会有相关人员陪同。至于康复服务方面，居家失能老人如果行动不便，基本上都是长时间卧床休养，除了专门的照护者之外，很少有子女懂得如何为其进行康复按摩。养老机构中虽然也很少有经过专业培训的护理工作者，但是一般的护工一定程度上都经过相关的培训。失能老人要是有需要，还可以接受相关康复服务。医疗康复不仅对于老人的身体健康至关重要，经过治疗和康复后，保持甚至逐渐好转的健康状况对老人的心理激励更是不容小视。

3. 环境融入度高,孤独感少　机构失能老人比居家失能老人生活满意度高,是因为机构失能老人的精神状态要优于居家失能老人。虽然家庭提供的温暖能够有效地提高老人精神状态,但是由于子女工作忙,不能经常陪在老人身边,老人的心理变化经常容易被忽视。失能老人因为自己在日常生活中无法完全自理,更容易产生悲观的情绪,更加需要人陪伴,有心事时如果无法及时诉说和排解,在家庭中产生的孤独感会让老人更加无所适从,积压在心里很容易产生心理问题,非常不利于失能老人的健康。在养老机构中,因为同是老年人,环境融入感强,失能老人很容易找到归属感。一般的养老机构都配有活动室,老人可以看电视、下棋、打牌或者进行其他活动,也可以一起聊天、散步、晒太阳。老人能在大集体中找到自己的位置,有"老伙伴"们的陪伴,老人的孤独感会降低。良好的精神状态对身体健康也有着十分有益的作用,心情舒畅还可提高老人对生活的满意度。所以保持积极乐观的精神状态,是有效提高失能老人生活质量的关键。

三、城市失能老人的养老院照护

严格的计划生育政策导致中国城市的家庭结构呈现倒金字塔形态,规模趋于小型化和核心化,传统的家庭照料和养护功能逐渐弱化,加上我国的社会养老保障制度尚未完善,造成养老问题日益严峻,城市失能老年人口的长期照护问题已经成为难以回避的重大社会问题之一。

西方欧美发达国家根据国家的历史文化传统和现在的具体国情,构建了比较适合国情的长期照护体系,并在实践中取得较好效果,对我国城市建立失能老人长期照护体系具有一定的借鉴和启示意义。伴随着我国人口老龄化和人口高龄化趋势的不断加重,我国失能老年人的规模将会不断扩大,失能老人长期照护的问题越来越突出,而解决失能老人长期照护问题显得越来越紧迫,但我国现有的老年长期照护服务体系难以有效应对这一严峻形势。

我们的调查发现我国城市失能老人长期照护存在许多问题,如供需矛盾、床位不足与床位"空置"并存、服务内容单一而需求多样化等,甚至存在服务对象"反向选择"的现象。造成上述问题的原因多样,可能与我国养老制度建设、供给的主体、筹资模式等方面存在问题有关。进一步的研究表明,长期照护的政策制度缺乏、家庭照护功能逐渐弱化、长期照护的保障要素不足、长期照护的有效需求不足等造成我国城市失能老人的照护困境。原因中既有客观因素,也有主观观念问题。追根溯源,本质上是失能老人数量增长快与长期照护事业发展缓慢的矛盾所致。

为有效解决上述问题,需要在多个层面和纬度做好以下工作。①战略层面,树立失能老人长期照护的新理念,加快制订长期照护的中长期规划,健全失能老人指导性法律法规,明确政府、社会、市场分工与合作。②制度供给层面,构建长期照护保险制度、长期照护服务补贴制度、长期照护服务管理体系、长期照护评估监督机制等。③照护支持体系层面,鼓励发展照护养老机构,培育高素质、专业化的长期照护服务队伍,建设多样化、高质量的长期照护服务项目,健全要素保障支撑体系。④服务模式层面,运用系统辩证的眼光和协同整合的操作手法,构建并实践集家庭、机构和社区三种养老照护模式,同时克服三种弊端的新型养老照料模式(三位一体的长期照护模式)。

三位一体的长期照护模式与家庭养老等多种模式相比有以下好处:①利于养老机构提供更专业化的照护服务,在更好满足失能老人生活照料需求的基础上,加强康复护理、精神慰藉、社会交往、临终关怀等方面的服务,使失能老人享受到更好的老年生活。②利于提高养老机构失能老人的入住率,促进以居家为基础、社区为依托、机构为支撑的养老体系的构建。

除了大批失能老人外,我国实行多年的严格计划生育政策还孕育出失去独生子女的老人这种特殊群体。这些单个家庭无力实现"老有所养",对机构养老院服务的需求增大且增速快、要求高。但目前我国城市养老机构数量少、增长慢、质量差,与需求构成了结构性矛盾,难以满足社会发展需要。

我们的调查结合文献发现在医疗资源密集分布的城区,医疗护理水平仍是城市养老机构的最大短板,医疗资源较好的养老机构"一床难求"。民办养老院医疗资源普遍较少,为了减少风险,多拒收重病老人、失能老人,真正需要进养老院的老人反而无法入住养老院。此外,养老护理员多未接受专业培训,流动频繁,难以稳定从业,服务质量差强人意。为了全面推进城市养老服务工作,化解城市养老难,建议做好以下四个方面的工作。

(一)医疗资源最大程度普惠养老院

养老院是属于民政部门主管的公共事业,与卫生系统一般没有直接联系。我们的调查发现大部分养老院没有具有一定水平的医疗服务,老人生病后需要到医院就医。不仅增加老人往返医院的交通成本,更增加老人对可能遭受延误治疗担心的心理成本。在目前养老院难以单独建设高质量医疗护理资源的情况下,迫切需要将现有的医疗资源最大程度普惠养老院。不同专业医生定期到养老院巡诊并为老人建立健康档案,提供医疗咨询、体检、治疗的全方位优质服务。政府可以通过购买医疗服务方式,采取多种途径激励更多的医生进驻养老院,降低养老院老人就医成本。

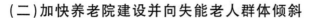

(二)加快养老院建设并向失能老人群体倾斜

公办养老院"一床难求",老人"等不起",民办养老院"嫌贫爱富",老人"住不起"。在"等不起"与"住不起"的双重影响下,造成大量的失能老人无法入住养老院,游离于现有养老院体系之外。养老院本应以失能老人为主要服务对象,提供专业的长期照护服务。目前的实践已经证明单纯依靠市场力量无法解决所有问题。政府应该投入更多的资源进行改建和新建养老院,并将增量资源向失能老人群体优先倾斜。

(三)采取多种激励方式提升养老护理员的专业性和稳定性

中国的《养老护理员国家职业标准》自 2002 年 2 月开始执行,但专业化队伍建设状况与专业化养老需求存在巨大反差。我们的调查发现老人普遍感觉在养老机构里失去家园,主要与养老院缺失亲情和养老护理员频繁流动有关。养老护理员频繁流动,致服务专业标准和操作规范不完善,难以保证护理质量。因此,应该采取多种措施提升养老护理员的专业性和稳定性。①政府提供一定数额的养老护理员生活补贴;②对养老护理员进行职业培训;③民政部门定期对优秀养老护理员给予一定的奖励;④构建职业资格认证制度和职称评聘体系。

（四）构建"医养结合"服务体系

加快"医养结合"机构建设，推进养老服务体系和医疗卫生体系相结合，积极构建起以居家养老为基础、社区养老为依托、机构养老为补充，覆盖城乡、规模适宜、功能合理、综合连续的"医养结合"体系。

第八章　养老机构中的社区感营造

在我国老龄化程度日益加深的社会背景下,老年人照护的相关议题受到关注,其中"社区照护"尤其受到瞩目,这一照护形式在国际上被广为采用,也被许多学者认为是解决我国老年人照护问题的较佳方案,其因老人可居住在熟悉的社区环境中、最大可能地保持原有社会支持网络等优点受到广泛认同。相对而言,院舍照护因要离开原有居住社区等原因则受到老年人排斥,然而不可忽视的是,院舍照护也有其优势和存在的合理性,如在老人身体功能损害严重时,院舍能够提供高技术和高密度的护理和照顾,因此,对于院舍照护的弊端应该反思和注重改善,以使院舍照护这一照护形式能够得到适当的运用,为老年人提供更好的照护保障。笔者认为,发展院舍内的"社区感"是一个可以有效防止院舍照护中情感支持不足等缺点的重要手段。笔者带领社工以广州市某老人院为案例开展了行动研究,该院设立社工站为老人提供娱乐、教育等多方面工作,笔者以质性研究方法,通过观察、与老人和社工开展访谈等方式收集资料,对该老人院中老人的社区感构成,以及相关的社工介入之尝试的策略与效果进行考察与分析,以期对老人院舍社区感营造的工作策略提供参考。

一、院舍"社区感"的含义与价值

近年来,社区照护成为正式照护的主流,这是基于西方国家在机构照护大规模发展之后对其弊端的反思。社区往往被认为是更自然的生活环境,相较于机构更加能够使老人得到安宁平静的生活,以及得到较多来源的支持和较好的心理感受。"社区"之所以被视为丰富的照护资源,是因为它被期望其中蕴涵广泛的社会联系。李明堃专门辨析"社区照护"中"社区"之意涵,认为从社会关系角度看,所谓社区,是指具有以下特点的人与人之间的关系:①带有感情;②"特殊主义"取向——迥异于"公事公办"、"不讲情面"的"普遍主义化"取向;③集体取向,认同整体利益,由此亦引发对集体的身份认同,以实现整体利益为出发点的"利他行为",和个人对整体的忠诚与投入。史蒂文森指出,尽管"社区"的概念是复杂的,不同学者之间有争鸣,但大家都认同这个词中最关键的因素是它传递着一种归属感。根据滕尼斯的阐述,社区情感是一种广泛而明显地存在于社区成员之间密切而富有人情味的人际情感关系。麦克米兰(Mc-Millan)和查维斯(Chavis)提出了被认为是最有影响和最有代表性的社区情感的定义：一种成员所拥有的归属感，一种成员彼此间及与整个群体休戚相关的感情，以及对成员的需求将通过他们对共同生活的认同而得到满足的共同信念。这一定义强调了个体成员的情感意识、个体与其他成员的双向影响力、个体与社区建立联系并在社区组织中满足自己的愿望与需要的倾向，以及个体与其他成员及其组织的共同情感。因此可以说，社区情感是"社区"的重要内涵，也是社区存在照护能力的前提。"社区照护"往往预设老人在所居住的社区中，与其邻友存在密切的人际情感联系，对所居住的社区存在归属感；而因为身体功能衰弱不得不进入院舍生活的老人则被切断了上述的人际情感联系，并且对院舍这一环境缺乏归属感，从而在心理上受到剥夺。

　　社区情感从何而来？一般的观念认为社区成员通常都会对所居住的社区有一份归属感和认同感，而且在某一地区居住得愈久则其归属感亦愈强。然而，基于地域的"社区"，在现代社会却有失落之虞，李明堃认为，现代化过程释放了动摇社区、弱化社区的种种社会、文化、经济因素，因此，地理上的邻近未必会产生社区感。而地理上不邻近者，也可以形成心理上的认同和对彼此关系的归属感，如部分社会学家认为地域性的传统社区在都市化及工业化的力量之下逐渐瓦解，而"功能性社区"（如行业职工、学生、主妇等）

较诸"地域性社区"更能代表现代人的主要身份和认同群体;此外,许多近代学者(如 Wellman & Leighton)亦开始提出证据,认为存在着不少人际关系的网络,这些个人网络形成极强的社区支持,是另一种以网络为主的社区概念。因此,单单以地域或行政区来界定的社区未必能够代表真正的社区,"社区"更核心的内涵应是社区中成员对某一群体的认同和归属感,以及成员彼此之间的认同和联系感。这也正是一些学者质疑社区照护的原因,因为人际情感联系、归属感等优势未必真实存在。

既然地理上的邻近未必产生社区感,而地理上不邻近者也可以形成社区感,那么老年照护院舍,是否可能形成社区感呢? 老年照护院舍是否是一个区别于"社区"的生活环境,不具备获得居住者对其认同和归属等情感的条件呢? Nolan 等提出,应建构老年照护院舍内的社区感,老年人进入院舍生活,并非从社区中脱离而进入一个非社区环境,而是从一个社区进入另一个不同的社区,从这个意义上来讲,院舍可以具备"社区"感。院舍虽然是照护这一工作运作的场域,但它同样是一个生活的环境,由一定的地域及人际关系等构成。然而,很多时候院舍的确是作为与"社区照护"中的"社区"相对的概念出现的,院舍被认为是不具备社区生活内涵的生活环境。如 Nolan 所说,院舍内的生活如同"在孤岛上",老人彼此之间、老人与工作人员之间的互动很少,因此老人感到孤单孤立,院舍仿佛是一个孤岛,居住者因老化、疾病而被排除在社会之外,与世隔绝,日子乏味且缺乏动力。由以上讨论可以看出,"社区"的核心并非地域而是人际情感关系及归属感等心理层面的因素,社区感对于个人的精神满足有重要的作用,而老年照护院舍这一生活环境存在一些不利于社区感形成的因素。

二、院舍"社区感"的影响因素

老年照护院舍的"社区感"所从何来,首先要考察其居住者在该居住环境内所得到的社会支持。多项研究都发现,居民的社区感与他们在该社区的人际交往有重要的联系。陈永胜等对国外相关研究做出回顾,认为研究对象所得到的支持与其归属感、满意度、社区感等有关。类似的关系也被国内的学者所证实。丘海雄对广州居民和香港居民社区归属感的研究发现,人际关系是影响居民社区归属感的两大主要因素之一。单菁菁的调查也显示,居民在社区内社会关系与其社区归属感之间均呈现正相关关系,居民在社区中交往越广泛、关系越亲密,对社区的感情就越深、社区归属感也越强。院舍居住者离开了长期相处的邻居和亲友,在人际关系、社会支持上有损失,因此,院舍通常被认为缺乏"社区感"。

社区满意度是社区感的重要组成部分,它是居民对于社区服务的社会心理反应或者是对于环境质量的主观感知，既包括人们对社区生活的总体心理感受，也包括人们对社区生活具体领域的心理感受。基恩（Gene）将相关的具体领域或具体内容划分为医疗和健康服务、社区学校、老年活动、少年活动、社区商业设施、休闲娱乐设施和活动、社区环境面貌等，可以看到社区满意度是与具体的服务设施和内容有关的。克里斯坦森（Christenson）、巴尔达萨（Baldassare）也认为，对社区满意程度的研究可以从研究居民在社区内的生活质量入手，而社区服务质量决定着社区居民的生活质量。潘允康、关颖在社区研究中也提出，人的满意度、归属感离不开社区的物质建设与精神建设，而社区的物质建设和精神建设水平又需要人的满意度和归属感来鉴定与回答。

此外，是否能够对院舍产生心理认同，也同对院舍这一地理实体的认同有关。普洛汉斯基（Prohansky）提出，归属感与地方认同有关，认为个人通过对地理意义上的地方依恋，获得了一种归属感，为生活赋予了意义，也就形成了个人对地方的认同；地方认同是建立在地方归属感基础之上的，通过地方归属感的建立，个人就获得了对地方价值和意义的认同。老年照护院舍是一个实体，老人可以感受到的地理存在包括院舍的房屋、食堂、室内及露天的休憩场所等，还包括周边的自然和人文环境。

多位学者指出，社区感还与个人在社区中的活动参与有关。卡萨达和贾诺威茨（1974）提出居民在社区组织中的成员资格，以及对社区活动的参与程度是研究社区归属感的一个重要方面。斯廷纳和卢恩（1990）认为，个人在社区活动中的参与范围是研究居民社区情感的三个主要方面之一。居民参与社区事务越多，其主人翁意识和自豪感越强，对社区归属感越强，社区参与越少，其社区归属感越弱。

最后，Nolan 在老年院舍照护的改善建议中，提出注重保存老人与其原居住社区之间的联系，因为老人虽然从地理上离开了原居住社区，但是原居住社区的人际情感联系等，却可以继续给老人以心理支持，因此，老人对原居住社区的社区感，也可以是其入住院舍后正面心理感受的来源。

鉴于以上相关的研究发现和学者观点，本研究将从老人在院舍中的人际交往、院舍服务的满意度、对院舍环境的认同、院舍活动的参与、原有社区之社区感的维系等方面对院舍照护中的社区感进行考察。以下对在院舍老人社区感的描述，是基于社工站设立初期，笔者和社工通过观察、与老人交谈等方式得到的资料。

三、社工介入之初的老年院舍社区感

（一）老人在院舍内的人际交往状况

在老年照护院舍中，主要居住者是老人及工作人员,因此,老人的主要人际关系包括老人与老人之间及老人与工作人员之间两种。

1. 老人与老人之间的交往　照护院舍中,最主要的居住人口是照护的使用者即老人。他们看起来彼此间背景和经历比较接近,应该较容易发展友谊,但是事实上,笔者发现居住在院舍内的老人常缺乏友伴,有的老人甚至与隔壁房间的老人之间都没有来往,处于孤立封闭的境地。有的老人能够与室友结为朋友,但是也有不少的老人与室友发生摩擦,人际关系带来的主要是负面的影响。

为什么在老年人群居的环境中,彼此之间的友谊难以得到发展呢? 笔者经过对老人的观察及与多位老人的访谈,发现有以下几方面原因:①缺乏合适的交流机会。有的老人长期留在自己的房间内,很少外出活动,尤其是部分体弱老人,基本上很少出房间,饭菜也由护理员送到房间,这样除了护理员和室友,就没有其他人际交往的对象了。身体条件较好的老人,也仅往来于饭堂和自己的房间,很少与他人自然交往。②缺乏动机。有的老人缺乏自信,认为自己已经对社会没有贡献,生活中也没有希望,即使知道人际交往可以提高生活质量,他们也不愿主动谋求更多的人际交往和活动。③担心交友过程受挫。有的老人具有与他人交往的意愿,但是由于缺乏自然与他人结识与交往的机会,担心自己如果主动与他人攀谈,会显得唐突和令他人怀疑。④担心人际关系难处。有的老人因为自己过往的经历,感到与人交往需要十分谨慎,否则言多易失,担心造成自己被人议论或其他不良后果。⑤感到缺乏合适的交往对象。有的老人苦于生活在周围的老人有失能、失智症状,他们感到与这些老人无法正常沟通,只好自己过自己的。

2. 老人与员工之间的交往　对于福利院住院老人来说,工作人员是与他们有稳定联系的重要他人,工作人员与老人的关系对老人的生活感受也起到很重要的影响作用。老人们虽然常称赞护理人员对他们照顾周到,也体谅护理人员工作辛苦,但也表示难以与护理人员发展人际情感联系,原因包括:

(1)工作人员忙碌:在养老机构,工作人员往往工作负荷沉重,一名护理人员要照料多位老人,护理员因为工作节奏紧张,难以对个别老人表现充分的关注,这容易使老人感到被忽略,以及担心自己的要求得不到回应。有一位老人说,护理员刚开始将他的床单铺得很整齐,后来就马虎了,边角没有整理好,他很不喜欢,但是也没有办法。由这样一件事,老人认为护理人员只想把事情赶紧做完就离去,更加不会跟他有认真的交流。另一位阿婆也提到,有一次脚痛,难以走到拿茶水的地方,便叫护理员帮忙,但是护理员没有帮她而是匆匆离开了她的房间。阿婆说知道护理员很忙,但是她们这么忙,以后自己身体更差那怎么办呢？她不无担心。

（2）工作人员流动：老人院的护理人员多数来自外省，他们的工作负荷大，相对来说收入不高，长期离开家庭与老人们一同居住在老人院内也造成部分工作人员感到孤独，由于上述种种原因，老人院内的工作人员流动较为频繁。对于老人来说，照料自己的护理人员一年一变令他们难以接受，他们感到刚刚与护理人员熟悉和建立感情，突然间换上新人，令他们需要再度适应，使他们感到不安及疲惫，也使他们与护理人员建立感情的热情降低。

曾姨："原来那个小王，很有意思的，说话很幽默，人也能干。不但我喜欢她，这里老人家都喜欢她。去年过年就走了。老是这样，跟一个熟了，又走掉。可能嫌弃我们吧。"

（二）老人对院舍服务的满意度

对于院舍提供的服务，老人主要理解为饮食的提供、卫生清洁和日常照料、医疗服务等。根据社工与老人的日常接触，发现老人对服务的满意度与他们自身的身体功能、住宿条件等有关。

1. 对生活照料的满意度　　有的老人基本能够自理，院舍提供饭菜和清洁卫生服务，老人感到生活轻松舒适，对护理员的态度也比较满意，尤其是住单间和夫妻房的老人，拥有个人空间，对生活的满意度更高，对院舍有作为"家"的意识。

李伯："这里就是我们的家了，很自在。你看某老，生病了，住高干病房，出院了赶紧回来，还是这里舒服。"

曾姨："××（另一老人院）都是骗人的，说得多好多好，其实老人进去了，不知多后悔。还是我们这里好，很实在，院长也很实在，姑娘（服务人员）也好。"

然而，部分老人身体比较虚弱，自理能力低，需要更多依赖他人，尤其是当他们居住在多人一个房间、护理员与老人的比例较低的院区，他们容易感到院舍照护人力不足，有时不能有求必应，护理员对在院舍的生活感到不安。

黄姨："有时候叫她（护理员）拿水，她都不吭声就走过去，停都不停。现在我还动得，以后万一动不得了怎么办？"

秦姨："她（护理员）一个人要看很多人的，要看10来个人。把饭送过来赶紧就走了，话都没一句多讲的。"

2. 对医疗服务的满意度 有的老人虽然留恋原来社区家中的生活，但是也认为在院舍生活有一些社区生活不及的优势，如这里有医生驻守，普通的健康问题很容易得到解决，从而增强了老人在院舍居住的安适感。

陈姨："我觉得这里最好的就是有医生，每个区都有一个，我们这里的×医生人很好，经验也很丰富，这样我觉得很安心。"

(三)老人对院舍环境的认同

笔者研究的老人院舍坐落在远离市区的一处山脚的村落中,这里空气清新,水质也很好,周边没有工业,只有一些农户。从院舍到广州市区需乘坐公交车到村口转乘长途车,院里每周几次开专车到市区接送老人与家属。一方面,老人院如同镶嵌在村落中的外来飞地,老人院的员工和老人多数只在院内活动,与村落社区的来往较少,另一方面,村落中的自然条件也给久居城市的老人带来新鲜的生活感受,带来丰富生活的元素。克拉克(Clark)提出,自然景观是社区认同中的重要组成部分,居民经常访问周边的公共自然区,并把这些地方作为他们居住在这里的重要原因,可以使得他们对社区的物质和自然景观比对社会文化要素更有认同感。

1. 喜欢院舍环境清幽空气好 不少老人表示对院舍的自然环境很满意,与原来居住的老城区相比,这里没有车来车往的嘈杂,空气清新,饮用水来源于山上,比自来水口感好,一些老人的房间可直接望山,老人感到在这里生活比较有益于身体健康。

曹姨:"这里比广州(城区)要舒服!我原来也是住得很好的,也是有山的,我退休以后,老头走了以后,就去××城买了房子。我就是要这样的地方住,很大、空气好。"

2. 担心院外村落偏僻不安全　除了家属来时会在村民摆的摊位上买菜,院舍的老人与村民很少来往,老人走出院舍的大门,一般就是乘车回市区家中,否则就是往福利院外的一条主干道上散散步,很少走到村里去。有些老人对福利院外的地方有不安全感,如张伯说:"那里面……怕乱,(是)什么人也搞不清。没听说有什么治安问题,但是还是不要乱走好。"

3. 发掘乡村生活乐趣　也有的老人从周边的山村发掘出生活乐趣。有一对老年夫妇同住在老人院,老先生喜欢钓鱼,他们发现离老人院不远处有个水塘可以垂钓,不由大感欣喜,多次前往。老人院还应老人家们的要求,开辟出一片土地给老人们种植,多位老人欣然"认领"一小块土地,亲近久违的菜园。

(四)老人的院舍活动参与

在社工介入之前,老人往往封闭于房间之内,缺乏各种活动的参与。即便在文化程度较高、身体功能较好的老人们中间,活动参与也不多。院方给老人配置了乒乓球台、钢琴等设施,也有宽敞的活动室,但老人们对这些设施的利用率不高。有的老人喜欢利用活动室进行一些棋牌活动,但是参与者仅限于少数几位特别有兴趣的老人。对于活跃老人来说,这样的活动形式太少太单调。福利院还曾经组织规律性地播放电影及组织其他文娱活动,但后来老人们参与积极性不高,以致没能坚持开办下去。老人缺乏感兴趣的活动,造成他们的孤独感强烈,以及将生活重心放到伙食等方面,影响到对老人院的认同。又由于康乐文娱活动关系到老人的精神文化需求满足,这方面活动的缺乏或质量不高,会对老人在院中的生活满意度产生影响,同样不利于培育对新社区的情感。

欧姨:"这里不像原来家里,有人玩。(这里)很孤单的。人家有两公婆的就好,我们就不同。"

陈伯:"就看看报纸。以前有个公园,经常到公园去。现在走不动了,这里也没什么地方走,就一条路走出去,晚上吃完饭散散步。"

(五)源于原有社区的社区感

笔者发现,一些老人几乎将与原来生活社区的联系视为生活中最重要的部分。尽管院舍与市区有数十分钟车程的距离,在条件许可的情况下,老人们仍然以原有的社会网络为自己的生活重心。他们只要身体比较健康,活动能力较好,就经常乘坐院内交通车外出,也特别期待和重视家人朋友坐车前来的日子。如果有亲友来,则多数老人会取消原定参与的院舍活动。

张伯:"我的朋友都在那里(老城区)。我每个星期回去一次,去看看朋友,都是几十年的街坊,他们很关心我的。"

老人对原社区的社区感强烈,这一方面增强了他们与社会的联系感,另一方面,如果不能适当调节,可能会妨碍他们对新社区的参与和认同。

四、以增强社区感为目标的社工介入方法

社工发现,在福利院已经具备较好的医疗条件和生活护理条件的前提下,老人对老年院舍这一生活社区的社区感培养主要限制于人际关系薄弱和院舍活动缺乏而导致对新环境满意度不高、归属感不强,因此社工以社会交往、社会活动为主要切入点进行了介入,希望通过为在院老人构建社交网络和丰富的日常生活,营造类似社区的生活氛围与环境,使他们再次获得"在家"的感觉。在多种介入方式中,社工发现,以下一些方法老人接受度较高。

(一)以小组活动为增加老人活动、构建人际网络的主要方法

社工发现,小组这一工作方法能够较好地动员不同兴趣爱好、身体功能的老人,不仅促使老人从房间走出来参与院舍活动,还有效地帮助老人发展友伴关系、建构社会交际网络。

在社工进入老人院之初,老人们根本不愿意参加社工组织的活动。社工从老人怀旧心理出发寻找突破口,以怀旧文艺小组将老人初步吸引,使老人们能够聚集到一起。但是尽管聚集,社工发现老人之间互动仍然不多。社工通过与一些老人的深入交谈了解到,他们在人际交往方面比较保守,有的老人担心互

相认识了反而容易招致背后议论,不如互不相干;有的老人担心在交往中主动会显得唐突等。社工们决定从老人关心并有利于互动交流的主题入手进行突破,打破他们之间的坚冰。通过对老人的深入观察和了解,社工认为养生保健是一个合适的题材。这些老人教育程度较高,他们积极阅书读报了解养生保健知识,试行多种养生保健方法,有的老人对一些病理问题有相当深入的看法。因此,社工决定,对这部分老人不用常见的养生保健讲座形式,而是发挥老人的优势,开展养生保健知识交流小组,使老人们能够就关心的保健问题提供自己的经验,这样老人有话可讲,彼此之间的互动容易建立。经过精心策划,社工们获得了成功,通过这个小组,这部分老人之间实现了"破冰",他们打破矜持,肯于"抛头露面"、在众多组员面前发言了。久而久之,老人们彼此交流更加自然,知识丰富的老人成了"权威",其他老人常向他们请教。由此开始,该区老人之间原本松散的"点头之交"变成了有实际内容的相互交往,友谊和互助关系得到培育。

　　另一个建立人际关系较好的途径是运用运动小组。这一区活跃老人有比较强的保健意识,在他们的建议和要求下,福利院开辟了门球场地及购置相应设施,但是在比较长的一段时间内,门球活动未能稳定开展,因为积极老人只有 2 位,此外有少数几位可能被他们邀请去打,其他老人则观望或表现的不关心。社工深入了解了老人的态度之后,确认东山苑老人有参与运动的潜在需求,而其参与障碍在于一贯的被动性及以前未参与过门球活动,不懂得规则。东山苑老人社工对这两个障碍分别予以克服解决,一方面对有运动能力的老人做工作,个别探访,说服其参与,一方面组织门球规则和技能教学。经过一些波折之后,社工终于赢得老人认同,多达20位左右的老人参与门球活动,每周固定2次开展集体活动,在一位老院友离院回家时,院友们为他送别的形式是组织一场门球友谊赛!

针对虚弱老人,则需要运用不同策略。由于他们体能较弱,以加强邻近老人交往的生活小组更为适宜。如某一区老人大部分身体较弱,由于腿脚不便或身体虚弱,部分老人很少迈出自己的房门,吃饭也由工作人员送餐到房间。除了出入不便,这一院区内部的老人之间差异也是开展小组的障碍,社工发现该区有的老人认知能力比较低,有的有听力障碍,有的则身体太弱。怎样把这些老人聚在一起并从中得到快乐和益处呢?社工开始的思路是找到条件相近的老人进行针对性的活动策划,但是条件相近的老人可能有的楼层只有两三个,开一个小组需要在四个楼层找组员,而电梯又比较远,老人家要上下楼集中到一处很不方便,这样老人的参与动力较低。社工重新梳理思路,确认在该区开展小组的重要目标是促进老人与邻近老人的互动,因此社工坚定了同楼层老人开展小组的思路,但是小组的形式要能适应多样的老人。几经摸索,社工确定了同楼层老人参与小组,形式以加入缅怀元素的谈天社交为主,社工设置主题,引导老人们谈论生活中的正向变迁,鼓励老人们看到生活的意义和美好。最终发现这样的形式很"受落",老人很愿意谈论自己的生活。在小组中,老人们对于认知能力低的老人表现出很大的包容,各位老人都能发表意见,一位曾对社工说过生活没意思,不想活这么长寿的老人,取出多年不用的二胡,为大家演奏了几曲。通过同楼层生活小组,原本有些沉闷的老人越来越活跃,楼层网络也得到了真正的发展。

(二)以社区活动为增强老人对院舍生活环境认同感的主要方法

社区活动是面对所有老人的,除了因应时节开展活动丰富老人们的生活,过年过节时增添喜庆气氛、为老人排遣寂寞以外,社工发现这也是加强老人们对福利院这一社区环境的认同感及与加强与这一环境中其他人群的联系的良好时机,其中一个典型的案例是"我爱我家"院舍文化展。

重阳是老人们的节日,社工希望重阳节的活动不但能够令老人感到受尊重和被重视,还希望借助这个节日的活动深化老人与老人院这一生活环境的联系感,使他们发掘出积极的、愉快的老人院生活体验。通过周密的计划和准备,社工对老人们进行充分动员,以发现老人院美景、体现老人院生活为目标征集书画和摄影作品。一方面,社工向老人们征集摄影作品和书画作品,要求主题与院舍生活有关;同时,社工为每一个老人拍摄在本院的生活照,有的展示老人对自己房间的精心布置,有的展示老人运动时的风采,有的展示老人与工作人员在一起的画面;此外,社工还征集老人们过往岁月中的重要照片,以缅怀手法提高老人们的兴趣。结果这一主题得到了老人们的热烈响应,老人们拍摄福利院的植物和动物,大至院落,小至一只蜗牛,色彩斑斓,构图美丽,令观众驻足惊叹——原来我们生活的环境有这么多美丽的景物;现在在老人院的生活照和以往的老照片一齐出现,别有一番趣味,不少老人拿出眼镜仔细看,辨认着自己和关心的朋友;老人们的书画作品不仅优美,更抒发出舒畅的情怀,表达出生活的愉悦。老人们在老人院的生活之美、老人们的快乐和积极的生活态度跃然纸上。看到老人们参与得如此积极,社工们特别在展览末期举办分享会,让老人们抒发对这次活动的感想。老人们争相发言,赞扬这个文化展既能让他们的能力有所发挥,又富有新意,使他们从活动中看到了很多以往忽略的东西,能够更加积极地看到院舍中的人和物。

（三）以个案为补充增强老人对院舍生活的适应

在社工所遇到的个案对象中，不乏因不适应院舍生活而产生不良情绪的例子，其中又以新入住老人为多。为预防急剧的生活转变带来心理危机，社工特别为新入住老人策划了导向服务。社工发现，多数新入住的老人事前缺乏心理准备，导致对院舍生活难以接受甚至有抗拒心态，这样的态度加大了他们对新的生活方式和生活环境的适应障碍，个别老人会出现严重的情绪问题。一位老人对笔者说："我带大5个子女，又带大5个子孙，一共10个。现在他们要我来这里住，还说是来享福！"她的脸上露出讥诮的笑。表面的开朗背后，是对离开家庭的深深感伤和不满。为了让老人能够在一入院就感受到被人关心、帮助老人尽快了解生活资源和适应新的生活节奏和环境，社工为新入院老人开展一系列工作，帮助老人熟悉环境、了解院舍资源，还注重观察老人的情绪状况，降低老人的不安感受，以及介绍和鼓励老人参加活动、认识其他院友。社工站为数十位新入院老人提供了入院导向服务，其中几位曾在入院初阶段有适应不良的表现如退缩、有强烈的被抛弃感等，经社工介入后，他们由原来的不愿出门转变为积极参加院内活动并开始与邻里交流、说笑。所有接受服务的老人都表示，社工的工作让他们感到被重视、被关心，帮助了他们对新生活的适应。

主要参考文献

陈建兰,2010.空巢老人的养老意愿及其影响因素——基于苏州的实证研究
[J].人口与发展,(02):67-75.

陈娜,袁妮,2018.增能视阈下失能老人机构养老的社会工作介入探讨[J].中
国老年学杂志,38(2):482-448.

戴卫东,2016.从"社会性住院"看养老保障建构——一个健康社会学的分析
[J].中国公共政策评论,(01):79-99.

邓颖,李宁秀,刘朝杰,等,2003.老年人养老模式选择的影响因素研究[J].中
国公共卫生,(06):103-104.

丁煜,叶文振,2001.城市老人对非家庭养老方式的态度及其影响因素[J].人
口学刊,(02):12-17.

封铁英,高鑫,2013.新农保政策主导下的农村养老方式选择偏好及其融合
效应研究.经济社会体制比较,(06):107-120.

龚静,段翔,2006.适合中国特色的养老模式研究[J].武汉工业学院学报,
(04):106-109.

关锐,2009.西安市城区养老机构老年人生活质量的研究[Z].第四军医大学.

郝金磊,贾金荣,2013.失地农民养老模式选择意愿的影响因素[J].西北农林
科技大学学报(社会科学版),(01):12-15.

焦亚波,2010.上海市老年人养老意愿及其影响因素[J].中国老年学杂志
2010,(19):2816-2818.

景跃军,李元,2014.中国失能老年人构成及长期护理需求分析[J].人口学
刊,36(02):55-63.

李凤月,高李,2006.社区养老服务在探索中前进——以大连市虎滩社区货
币化养老为例[J].当代经理人,13:131-132.

李翌萱,2009.对我国机构养老模式发展问题的思考[J].社会工作下半月(理
论),7:54-56.

凌文豪,2011.农村失能老人生活照料困境及出路——基于中国社会福利政策研究[J].安徽农业科学,39(36).

刘华,薛隽,2010.农村老年人参加农村社会养老保险行为及影响因素的实证研究——基于苏南苏北地区的调查[J].安徽农学通报(上半月刊),17:1-3.

吕新萍,2004.养老院老人的需求与养老机构专业化——对北京市某养老院的个案研究[J].人口与经济,1:65-68.

罗小华,2014.我国城市失能老人长期照护问题研究[D].西南财经大学.

沈苏燕.2011.农民养老保障的政策优化研究[D].南京:南京农业大学.

施学莲.2004.社区服务养老模式探讨[J].广西社会科学,1:158-159.

石人炳.2012.我国农村老人照料问题及对策建议[J].人口学刊,01.

苏群,彭斌霞,陈杰.2015.我国失能老人长期照料现状及影响因素——基于城乡差异的视角[J].人口与经济,4:69-76.

苏群,彭斌霞.2014.我国失能老人的长期照料需求与供给分析[J].社会保障研究,5:17-23.

苏映宇.2013.性别视角的城镇居民居家养老方式选择研究——基于福州市的实证分析[J].社会保障研究,6:27-36.

涂爱仙.2016.供需失衡视角下失能老人长期照护的政府责任研究[J].江西财经大学学报,2:70-76.

王健康.2008.挑战背景下的家庭养老及其走向展望[J].中国市场,14:112-115.

王攀,雷洋,孙兆元,等.2014.养老机构失能老人护理服务内容及实施者资质的研究[J].中华护理杂志,49(11):1285.

王玉环,冯雅楠,侯蔚蔚.2013.养老机构老年人社会支持及影响因素分析[J].中国老年学杂志,3:631-634.

吴海盛.2010.人口老龄化背景下江苏农村养老问题研究.南京:南京农业大学.

吴宏洛.2014.论医疗保险制度设计对失能老人的救助功能——基于医养结合长期照护模式的考察[J].福建师范大学学报(哲学社会科学版),2:

23-29.

吴元清,风笑天.2002.论女儿养老与隔代养老的可能性——来自武汉市的调查[J].人口与经济,5:49-54.

肖云,吕倩,漆敏.2012.高龄老人人住养老机构意愿的影响因素研究——以重庆市主城九区为例[J].西北人口,2:27-30.

辛程,张会君,黄菲等,2014.养老院失能老人照顾者负担现状及影响因素[J].中国老年学杂志,1020-1022.

熊波.2011.老年人长期照料模式与决策.

徐薇,钱晨光,刘欣梅,等.2017.社区综合干预对失能老人家庭照顾者健康行为及健康自评的影响[J].中国全科医师杂志,3:205-209.

翟德华,陶立群.2005.居家养老与机构养老选择决策模型理论研究[J].市场与人口分析,S1:62-64.

赵剑云,白朝阳.2012.住不起的养老院——北京养老院生存现状调查[J].中国经济周刊,27.

赵迎旭.2007.城市社区养老的需求与供给现状调查以北京市西城区为例.厦门:厦门大学.

郑娜,沈军.2011.养老院老年痴呆护理人员压力及相关因素分析[J].中国全科医学,5(13):1491-1492,1495.

郑懿.2009.老龄化背景下关于社区居家养老模式的思考[J].今日南国(理论创新版),2:204-205.

中国老龄科学研究中心课题组[1].2011.全国城乡失能老年人状况研究[J].残疾人研究,2:11-16.

庄绪荣,张丽萍.2016.失能老人养老状况分析[J].人口学刊,3:47-57.

"中国长期照护保障需求研究"课题组,唐钧,冯凌,王君.2018.长期照护:概念框架、研究发现与政策建议[J].河海大学学报(哲学社会科学版),20(01):8~16+89.

Agree EM,Freedman VA,Cornman JC,et al,2005. Reconsidering substitution in long-term care:when does assistive technology take the place of personal care. J Gerontol B Psychol Sci Soc Sci[J], (60):272-280.

Bishop CE,1986. Living arrangement choices of elderly singles:effects of income and disability[J]. Health Care Financ Rev,7(3):65-73.

Choi NG,Hegel MT,Marinucci ML,et al,2012. Association between participant-identified problems and depression severity in problem-solving therapy for low-income homebound older adults[J]. Int J Geriatr Psychiatry,27 (5):491-499.

Pinquart M,Stirensen S,2007. Correlates of physical health of informal caregivers:a meta-analysis [J]. J Gerontol B Psychol Sei Soc Sci,62B (2): 126-137.

Wolf DA,2014. Getting help from others:The effects of demand and supply. JGerontol B Psychol Sci Soc Sci,69(Suppl 1):S59-S64.

附录 中华人民共和国老年人权益保障法

第一章 总 则

第一条 为了保障老年人合法权益,发展老龄事业,弘扬中华民族敬老、养老、助老的美德,根据宪法,制定本法。

第二条 本法所称老年人是指六十周岁以上的公民。

第三条 国家保障老年人依法享有的权益。

老年人有从国家和社会获得物质帮助的权利,有享受社会服务和社会优待的权利,有参与社会发展和共享发展成果的权利。

禁止歧视、侮辱、虐待或者遗弃老年人。

第四条 积极应对人口老龄化是国家的一项长期战略任务。

国家和社会应当采取措施,健全保障老年人权益的各项制度,逐步改善保障老年人生活、健康、安全以及参与社会发展的条件,实现老有所养、老有所医、老有所为、老有所学、老有所乐。

第五条 国家建立多层次的社会保障体系,逐步提高对老年人的保障水平。

国家建立和完善以居家为基础、社区为依托、机构为支撑的社会养老服务体系。

倡导全社会优待老年人。

第六条 各级人民政府应当将老龄事业纳入国民经济和社会发展规划,将老龄事业经费列入财政预算,建立稳定的经费保障机制,并鼓励社会各方面投入,使老龄事业与经济、社会协调发展。

国务院制定国家老龄事业发展规划。县级以上地方人民政府根据国家老龄事业发展规划,制定本行政区域的老龄事业发展规划和年度计划。

县级以上人民政府负责老龄工作的机构,负责组织、协调、指导、督促有关部门做好老年人权益保障工作。

第七条 保障老年人合法权益是全社会的共同责任。

国家机关、社会团体、企业事业单位和其他组织应当按照各自职责,做好老年人权益保障工作。

基层群众性自治组织和依法设立的老年人组织应当反映老年人的要求,维护老年人合法权益,为老年人服务。

提倡、鼓励义务为老年人服务。

第八条 国家进行人口老龄化国情教育,增强全社会积极应对人口老龄化意识。

全社会应当广泛开展敬老、养老、助老宣传教育活动,树立尊重、关心、帮助老年人的社会风尚。

青少年组织、学校和幼儿园应当对青少年和儿童进行敬老、养老、助老的道德教育和维护老年人合法权益的法制教育。

广播、电影、电视、报刊、网络等应当反映老年人的生活,开展维护老年人合法权益的宣传,为老年人服务。

第九条 国家支持老龄科学研究,建立老年人状况统计调查和发布制度。

第十条 各级人民政府和有关部门对维护老年人合法权益和敬老、养老、助老成绩显著的组织、家庭或者个人,对参与社会发展做出突出贡献的老年人,按照国家有关规定给予表彰或者奖励。

第十一条 老年人应当遵纪守法,履行法律规定的义务。

第十二条 每年农历九月初九为老年节。

第二章 家庭赡养与扶养

第十三条 老年人养老以居家为基础,家庭成员应当尊重、关心和照料老年人。

第十四条 赡养人应当履行对老年人经济上供养、生活上照料和精神上慰藉的义务,照顾老年人的

失能老人照护学

特殊需要。

赡养人是指老年人的子女以及其他依法负有赡养义务的人。

赡养人的配偶应当协助赡养人履行赡养义务。

第十五条 赡养人应当使患病的老年人及时得到治疗和护理;对经济困难的老年人,应当提供医疗费用。

对生活不能自理的老年人,赡养人应当承担照料责任;不能亲自照料的,可以按照老年人的意愿委托他人或者养老机构等照料。

第十六条 赡养人应当妥善安排老年人的住房,不得强迫老年人居住或者迁居条件低劣的房屋。

老年人自有的或者承租的住房,子女或者其他亲属不得侵占,不得擅自改变产权关系或者租赁关系。

老年人自有的住房,赡养人有维修的义务。

第十七条 赡养人有义务耕种或者委托他人耕种老年人承包的田地,照管或者委托他人照管老年人的林木和牲畜等,收益归老年人所有。

第十八条 家庭成员应当关心老年人的精神需求,不得忽视、冷落老年人。

与老年人分开居住的家庭成员,应当经常看望或者问候老年人。

用人单位应当按照国家有关规定保障赡养人探亲休假的权利。

· 148 ·

第十九条　赡养人不得以放弃继承权或者其他理由，拒绝履行赡养义务。

赡养人不履行赡养义务，老年人有要求赡养人付给赡养费等权利。

赡养人不得要求老年人承担力不能及的劳动。

第二十条　经老年人同意，赡养人之间可以就履行赡养义务签订协议。赡养协议的内容不得违反法律的规定和老年人的意愿。

基层群众性自治组织、老年人组织或者赡养人所在单位监督协议的履行。

第二十一条　老年人的婚姻自由受法律保护。子女或者其他亲属不得干涉老年人离婚、再婚及婚后的生活。

赡养人的赡养义务不因老年人的婚姻关系变化而消除。

第二十二条　老年人对个人的财产，依法享有占有、使用、收益和处分的权利，子女或者其他亲属不得干涉，不得以窃取、骗取、强行索取等方式侵犯老年人的财产权益。

老年人有依法继承父母、配偶、子女或者其他亲属遗产的权利，有接受赠与的权利。子女或者其他亲属不得侵占、抢夺、转移、隐匿或者损毁应当由老年人继承或者接受赠与的财产。

老年人以遗嘱处分财产，应当依法为老年配偶保留必要的份额。

第二十三条　老年人与配偶有相互扶养的义务。

由兄、姐扶养的弟、妹成年后，有负担能力的，对年老无赡养人的兄、姐有扶养的义务。

第二十四条　赡养人、扶养人不履行赡养、扶养义务的，基层群众性自治组织、老年人组织或者赡养人、扶养人所在单位应当督促其履行。

第二十五条　禁止对老年人实施家庭暴力。

第二十六条　具备完全民事行为能力的老年人，可以在近亲属或者其他与自己关系密切、愿意承担监护责任的个人、组织中协商确定自己的监护人。监护人在老年人丧失或者部分丧失民事行为能力时，依法承担监护责任。

老年人未事先确定监护人的，其丧失或者部分丧失民事行为能力时，依照有关法律的规定确定监护人。

第二十七条　国家建立健全家庭养老支持政策，鼓励家庭成员与老年人共同生活或者就近居住，为老年人随配偶或者赡养人迁徙提供条件，为家庭成员照料老年人提供帮助。

第三章　社会保障

第二十八条　国家通过基本养老保险制度，保障老年人的基本生活。

第二十九条　国家通过基本医疗保险制度,保障老年人的基本医疗需要。享受最低生活保障的老年人和符合条件的低收入家庭中的老年人参加新型农村合作医疗和城镇居民基本医疗保险所需个人缴费部分,由政府给予补贴。

有关部门制定医疗保险办法,应当对老年人给予照顾。

第三十条　国家逐步开展长期护理保障工作,保障老年人的护理需求。

对生活长期不能自理、经济困难的老年人,地方各级人民政府应当根据其失能程度等情况给予护理补贴。

第三十一条　国家对经济困难的老年人给予基本生活、医疗、居住或者其他救助。

老年人无劳动能力、无生活来源、无赡养人和扶养人,或者其赡养人和扶养人确无赡养能力或者扶养能力的,由地方各级人民政府依照有关规定给予供养或者救助。

对流浪乞讨、遭受遗弃等生活无着的老年人,由地方各级人民政府依照有关规定给予救助。

第三十二条　地方各级人民政府在实施廉租住房、公共租赁住房等住房保障制度或者进行危旧房屋改造时,应当优先照顾符合条件的老年人。

第三十三条　国家建立和完善老年人福利制度,

根据经济社会发展水平和老年人的实际需要,增加老年人的社会福利。

国家鼓励地方建立八十周岁以上低收入老年人高龄津贴制度。

国家建立和完善计划生育家庭老年人扶助制度。

农村可以将未承包的集体所有的部分土地、山林、水面、滩涂等作为养老基地,收益供老年人养老。

第三十四条 老年人依法享有的养老金、医疗待遇和其他待遇应当得到保障,有关机构必须按时足额支付,不得克扣、拖欠或者挪用。

国家根据经济发展以及职工平均工资增长、物价上涨等情况,适时提高养老保障水平。

第三十五条 国家鼓励慈善组织以及其他组织和个人为老年人提供物质帮助。

第三十六条 老年人可以与集体经济组织、基层群众性自治组织、养老机构等组织或者个人签订遗赠扶养协议或者其他扶助协议。

负有扶养义务的组织或者个人按照遗赠扶养协议,承担该老年人生养死葬的义务,享有受遗赠的权利。

第四章 社会服务

第三十七条 地方各级人民政府和有关部门应当采取措施,发展城乡社区养老服务,鼓励、扶持专业服务机构及其他组织和个人,为居家的老年人提供生活照料、紧急救援、医疗护理、精神慰藉、心理咨询等多种形式的服务。

对经济困难的老年人,地方各级人民政府应当逐步给予养老服务补贴。

第三十八条 地方各级人民政府和有关部门、基层群众性自治组织,应当将养老服务设施纳入城乡社区配套设施建设规划,建立适应老年人需要的生活服务、文化体育活动、日间照料、疾病护理与康复等服务设施和网点,就近为老年人提供服务。

发扬邻里互助的传统,提倡邻里间关心、帮助有困难的老年人。

鼓励慈善组织、志愿者为老年人服务。倡导老年人互助服务。

第三十九条 各级人民政府应当根据经济发展水平和老年人服务需求,逐步增加对养老服务的投入。

各级人民政府和有关部门在财政、税费、土地、融资等方面采取措施,鼓励、扶持企业事业单位、社会组织或者个人兴办、运营养老、老年人日间照料、老年文化体育活动等设施。

第四十条 地方各级人民政府和有关部门应当按照老年人口比例及分布情况,将养老服务设施建设纳入城乡规划和土地利用总体规划,统筹安排养老服务设施建设用地及所需物资。

公益性养老服务设施用地,可以依法使用国有划拨土地或者农民集体所有的土地。

养老服务设施用地,非经法定程序不得改变用途。

第四十一条 政府投资兴办的养老机构,应当优先保障经济困难的孤寡、失能、高龄等老年人的服务需求。

第四十二条 国务院有关部门制定养老服务设施建设、养老服务质量和养老服务职业等标准,建立健全养老机构分类管理和养老服务评估制度。

各级人民政府应当规范养老服务收费项目和标准,加强监督和管理。

第四十三条 设立养老机构,应当符合下列条件:

(一)有自己的名称、住所和章程;

(二)有与服务内容和规模相适应的资金;

(三)有符合相关资格条件的管理人员、专业技术人员和服务人员;

(四)有基本的生活用房、设施设备和活动场地;

(五)法律、法规规定的其他条件。

第四十四条 设立公益性养老机构应当向县级以上人民政府民政部门申请行政许可;经许可的,依法办理相应的登记。

县级以上人民政府民政部门负责养老机构的指导、监督和管理,其他有关部门依照职责分工对养老机构实施监督。

第四十五条 养老机构变更或者终止的,应当妥善安置收住的老年人,并依照规定到有关部门办理手续。有关部门应当为养老机构妥善安置老年人提供帮助。

第四十六条 国家建立健全养老服务人才培养、使用、评价和激励制度,依法规范用工,促进从业人员劳动报酬合理增长,发展专职、兼职和志愿者相结合的养老服务队伍。

国家鼓励高等学校、中等职业学校和职业培训机构设置相关专业或者培训项目,培养养老服务专业人才。

第四十七条 养老机构应当与接受服务的老年人或者其代理人签订服务协议,明确双方的权利、义务。

养老机构及其工作人员不得以任何方式侵害老年人的权益。

第四十八条 国家鼓励养老机构投保责任保险,鼓励保险公司承保责任保险。

第四十九条 各级人民政府和有关部门应当将老年医疗卫生服务纳入城乡医疗卫生服务规划,将老年人健康管理和常见病预防等纳入国家基本公共卫生服务项目。鼓励为老年人提供保健、护理、临终关怀等服务。

国家鼓励医疗机构开设针对老年病的专科或者门诊。

医疗卫生机构应当开展老年人的健康服务和疾病防治工作。

第五十条 国家采取措施,加强老年医学的研究和人才培养,提高老年病的预防、治疗、科研水平,促进老年病的早期发现、诊断和治疗。

国家和社会采取措施,开展各种形式的健康教育,普及老年保健知识,增强老年人自我保健意识。

第五十一条 国家采取措施,发展老龄产业,将老龄产业列入国家扶持行业目录。扶持和引导企业开发、生产、经营适应老年人需要的用品和提供相关的服务。

第五章 社会优待

第五十二条 县级以上人民政府及其有关部门根据经济社会发展情况和老年人的特殊需要,制定优待老年人的办法,逐步提高优待水平。

对常住在本行政区域内的外埠老年人给予同等优待。

第五十三条 各级人民政府和有关部门应当为老年人及时、便利地领取养老金、结算医疗费和享受其他物质帮助提供条件。

第五十四条 各级人民政府和有关部门办理房屋权属关系变更、户口迁移等涉及老年人权益的重大事项时,应当就办理事项是否为老年人的真实意思表示进行询问,并依法优先办理。

第五十五条 老年人因其合法权益受侵害提起诉讼交纳诉讼费确有困难的,可以缓交、减交或者免交;需要获得律师帮助,但无力支付律师费用的,可以获得法律援助。

鼓励律师事务所、公证处、基层法律服务所和其他法律服务机构为经济困难的老年人提供免费或者优惠服务。

第五十六条 医疗机构应当为老年人就医提供方便,对老年人就医予以优先。有条件的地方,可以为老年人设立家庭病床,开展巡回医疗、护理、康复、免费体检等服务。

提倡为老年人义诊。

第五十七条 提倡与老年人日常生活密切相关的服务行业为老年人提供优先、优惠服务。

城市公共交通、公路、铁路、水路和航空客运,应当为老年人提供优待和照顾。

第五十八条 博物馆、美术馆、科技馆、纪念馆、公共图书馆、文化馆、影剧院、体育场馆、公园、旅游景点等场所,应当对老年人免费或者优惠开放。

第五十九条 农村老年人不承担兴办公益事业的筹劳义务。

第六章 宜居环境

第六十条 国家采取措施,推进宜居环境建设,为老年人提供安全、便利和舒适的环境。

第六十一条 各级人民政府在制定城乡规划时,应当根据人口老龄化发展趋势、老年人口分布和老年人的特点,统筹考虑适合老年人的公共基础设施、生活服务设施、医疗卫生设施和文化体育设施建设。

第六十二条 国家制定和完善涉及老年人的工程建设标准体系,在规划、设计、施工、监理、验收、运行、维护、管理等环节加强相关标准的实施与监督。

第六十三条 国家制定无障碍设施工程建设标准。新建、改建和扩建道路、公共交通设施、建筑物、居住区等,应当符合国家无障碍设施工程建设标准。

各级人民政府和有关部门应当按照国家无障碍设施工程建设标准,优先推进与老年人日常生活密切相关的公共服务设施的改造。

无障碍设施的所有人和管理人应当保障无障碍设施正常使用。

第六十四条 国家推动老年宜居社区建设,引导、支持老年宜居住宅的开发,推动和扶持老年人家庭无障碍设施的改造,为老年人创造无障碍居住环境。

第七章　参与社会发展

第六十五条　国家和社会应当重视、珍惜老年人的知识、技能、经验和优良品德,发挥老年人的专长和作用,保障老年人参与经济、政治、文化和社会生活。

第六十六条　老年人可以通过老年人组织,开展有益身心健康的活动。

第六十七条　制定法律、法规、规章和公共政策,涉及老年人权益重大问题的,应当听取老年人和老年人组织的意见。

老年人和老年人组织有权向国家机关提出老年人权益保障、老龄事业发展等方面的意见和建议。

第六十八条　国家为老年人参与社会发展创造条件。根据社会需要和可能,鼓励老年人在自愿和量力的情况下,从事下列活动:

(一)对青少年和儿童进行社会主义、爱国主义、集体主义和艰苦奋斗等优良传统教育;

(二)传授文化和科技知识;

(三)提供咨询服务;

(四)依法参与科技开发和应用;

(五)依法从事经营和生产活动;

(六)参加志愿服务、兴办社会公益事业;

(七)参与维护社会治安、协助调解民间纠纷;

（八）参加其他社会活动。

第六十九条 老年人参加劳动的合法收入受法律保护。

任何单位和个人不得安排老年人从事危害其身心健康的劳动或者危险作业。

第七十条 老年人有继续受教育的权利。

国家发展老年教育，把老年教育纳入终身教育体系，鼓励社会办好各类老年学校。

各级人民政府对老年教育应当加强领导，统一规划，加大投入。

第七十一条 国家和社会采取措施，开展适合老年人的群众性文化、体育、娱乐活动，丰富老年人的精神文化生活。

第八章　法律责任

第七十二条 老年人合法权益受到侵害的，被侵害人或者其代理人有权要求有关部门处理，或者依法向人民法院提起诉讼。

人民法院和有关部门，对侵犯老年人合法权益的申诉、控告和检举，应当依法及时受理，不得推诿、拖延。

第七十三条 不履行保护老年人合法权益职责的部门或者组织，其上级主管部门应当给予批评教育，责令改正。

国家工作人员违法失职,致使老年人合法权益受到损害的,由其所在单位或者上级机关责令改正,或者依法给予处分;构成犯罪的,依法追究刑事责任。

第七十四条 老年人与家庭成员因赡养、扶养或者住房、财产等发生纠纷,可以申请人民调解委员会或者其他有关组织进行调解,也可以直接向人民法院提起诉讼。

人民调解委员会或者其他有关组织调解前款纠纷时,应当通过说服、疏导等方式化解矛盾和纠纷;对有过错的家庭成员,应当给予批评教育。

人民法院对老年人追索赡养费或者扶养费的申请,可以依法裁定先予执行。

第七十五条 干涉老年人婚姻自由,对老年人负有赡养义务、扶养义务而拒绝赡养、扶养,虐待老年人或者对老年人实施家庭暴力的,由有关单位给予批评教育;构成违反治安管理行为的,依法给予治安管理处罚;构成犯罪的,依法追究刑事责任。

第七十六条 家庭成员盗窃、诈骗、抢夺、侵占、勒索、故意损毁老年人财物,构成违反治安管理行为的,依法给予治安管理处罚;构成犯罪的,依法追究刑事责任。

第七十七条 侮辱、诽谤老年人,构成违反治安管理行为的,依法给予治安管理处罚;构成犯罪的,依法追究刑事责任。

第七十八条　未经许可设立养老机构的,由县级以上人民政府民政部门责令改正;符合法律、法规规定的养老机构条件的,依法补办相关手续;逾期达不到法定条件的,责令停办并妥善安置收住的老年人;造成损害的,依法承担民事责任。

第七十九条　养老机构及其工作人员侵害老年人人身和财产权益,或者未按照约定提供服务的,依法承担民事责任;有关主管部门依法给予行政处罚;构成犯罪的,依法追究刑事责任。

第八十条　对养老机构负有管理和监督职责的部门及其工作人员滥用职权、玩忽职守、徇私舞弊的,对直接负责的主管人员和其他直接责任人员依法给予处分;构成犯罪的,依法追究刑事责任。

第八十一条　不按规定履行优待老年人义务的,由有关主管部门责令改正。

第八十二条　涉及老年人的工程不符合国家规定的标准或者无障碍设施所有人、管理人未尽到维护和管理职责的,由有关主管部门责令改正;造成损害的,依法承担民事责任;对有关单位、个人依法给予行政处罚;构成犯罪的,依法追究刑事责任。

第九章　附　则

第八十三条　民族自治地方的人民代表大会,可以根据本法的原则,结合当地民族风俗习惯的具体情况,依照法定程序制定变通的或者补充的规定。

第八十四条 本法施行前设立的养老机构不符合本法规定条件的,应当限期整改。具体办法由国务院民政部门制定。

第八十五条 本法自 2013 年 7 月 1 日起施行。